Gedanken altern nicht

Über den Autor

Dr. rer. nat. Dr. med. vet. Peter O. Schneider, Jg. 1950, studierte Anthropologie an der Johannes-Gutenberg-Universität Mainz (1974 Diplom mit Hauptfach Humanbiologie) und Tiermedizin an der Tierärztlichen Hochschule (TiHo) Hannover (1982 Approbation als Tierarzt).

Während seiner Tätigkeit an der Medizinischen Hochschule Hannover wurde er 1981 an der Universität Hannover zum Dr. rer. nat. promoviert. Im selben Jahr wurde er Mitinhaber des Bundesforschungspreises.

Peter Schneider bildete sich an der Tierärztlichen Hochschule Hannover und der Justus-Liebig-Universität Gießen weiter. 1987 erlangte er an der TiHo die Promotion zum Dr. med. vet.

Von 1992 bis 2004 hatte er leitende Positionen in zwei mittelständischen pharmazeutischen Unternehmen der besonderen Therapierichtungen (Phytotherapie und Homöopathie) inne.

Seit 2004 betreibt er eine tierärztliche Praxis mit ganzheitlichenergetischem Schwerpunkt, in der er sich auf die Behandlung chronisch kranker, zumeist von der konventionellen Tiermedizin „aufgegebener" oder von Kollegen zur Behandlung überwiesener Tiere (vorwiegend Pferde) spezialisiert hat.

Außerdem führt Peter Schneider Beratungen für Therapeuten und Patientenbesitzer in naturheilkundlichen Fragen durch. Darüber hinaus entwickelt er neue Therapiemethoden für die naturheilkundlich orientierte Medizin, wie die in diesem Buch beschriebene Liminale Frequenztherapie (LFT).

Peter Schneider hält drei deutsche Patente und zwei internationale PCT-Anmeldungen. Seine Literaturliste umfasst über 60 Publikationen (Bücher, Buchbeiträge und Zeitschriftenartikel).

Er ist Fachtierarzt für Milchhygiene und besitzt die Zusatzbezeichnung „Homöopathie".

Seine Internetadresse lautet: http://www.pferdemedizin.com; seine Email peter@pferdemedizin.com.

Peter O. Schneider

Gedanken altern nicht

Books on Demand

2010

Bibliografische Information der Deutschen Bibliothek

Die Deutsche Bibliothek verzeichnet diese Publikation in der Deutschen Nationalbibliografie; detaillierte bibliografische Daten sind im Internet über

http://d-nb.info/981061303

abrufbar.

Copyright © 2006 - 2010 by Peter O. Schneider

Anmerkungen

Für dieses Buch wurden aus Gründen der Vereinfachung männliche Bezeichnungen gewählt, wie z.B. „Arzt", „Patient", „man". Dieses Bezeichnungen gelten selbstverständlich stellvertretend für beide Geschlechter.

Das Buch ist dazu bestimmt, Informationen über die behandelten Themen zu vermitteln. Es soll lehren und unterhalten. Eine Haftung des Autors bzw. des Verlages für Personen-, Sach- und Vermögensschäden ist ausgeschlossen.

3. Auflage 2010

Herstellung und Verlag: Books on Demand GmbH, Norderstedt

ISBN: 978-3-8334-5446-2

Inhalt

Einleitung	7
Die fünf Existenzebenen	17
Das holographische Universum und der Mensch als Hologramm Gottes	26
Der Mensch als Schöpferwesen	29
Das Bauchhirn bei Menschen und Tieren als Mittler zwischen materieller, vitalenergetischer und emotionaler Ebene	34
„Quantenhirne" (Kopf- und Bauchhirn) und Quantenbewusstsein	38
Lebensenergie	52
Lebensenergie und Viren	61
Die bakterielle Endosymbiose der Zellen - Integration pathogener Mikroben als Zellorganellen	64
Energiestoffwechsel und Milieutherapie	83
Über die Bedeutung zellwandfreier Bakterienformen (CWD) auch in Bezug auf (Para-) Tuberkulose, Morbus Crohn und BSE	92

Ursache und Therapie chronischer Krankheiten aus naturheilkundlicher Sicht — 130

Hierarchische Multi-Regulation – Heilung durch gleichzeitige Therapie auf mehreren Daseinsebenen — 136

Homöopathie – eine Erklärung aus naturheilkundlicher und naturwissenschaftlicher Sicht — 143

Liminale Frequenztherapie (LFT) — 151

Energetische Tiermedizin — 164

Energetisches Coaching für Hochleistungspferde — 174

Vitalenergetische Aspekte des Alterns - Über das „Geheimnis" eines langen Lebens — 178

Lebensdauer und vorbeugende Regulationsmöglichkeiten — 184

Zitat einer Rede des deutschen Physikers und Nobelpreisträgers Max Planck über "Geist" und „Materie" — 188

EINLEITUNG

„Wage es, Dich Deines Verstandes zu bedienen".

Mit diesem berühmten Ausspruch (lateinisch: „Aude sapere") des römischen Dichters Horatius (65 – 8 v. Chr) wurden bereits in der Antike die Menschen dazu ermuntert, sich ihres Verstandes zu bedienen.
Diese Ermunterung war auch das Motto Samuel Hahnemann's, des Begründers der Homöopathie, und es gilt nach wie vor insbesondere für diejenigen Therapien, die nicht nach einem Standardrezept verfahren, sondern die Patienten als Individuen betrachten, die eine individuelle, auf den Einzelfall angepasste Behandlung benötigen.
Solche Behandlungsmethoden stellt heute vor allem die Naturheilkunde zur Verfügung, da die Krankenhausmedizin nicht zuletzt durch die Einführung von Fallpauschalen eine schematisierte Bezahlung von vertragsärztliche Leistungen nach Krankheitsbildern anstrebt.

Der deutsche Zentralverband der Ärzte für Naturheilverfahren und Regulationsmedizin e.V. (ZÄN) definiert daher als Naturheilverfahren alle Therapiemethoden, die nicht der universitären Medizin zugerechnet werden.

Dabei wird grundsätzlich zwischen der ärztlichen Medizin, den Behandlungen nach dem Heilpraktikergesetz und der Selbstbehandlung unterschieden. Dementsprechend lassen sich auch die Methoden als ärztliche Verfahren, nichtärztliche Behandlung und Volksmedizin unterscheiden.
Innerhalb der Ärzteschaft sind die Naturheilverfahren vor allem bei den niedergelassenen Ärzten

integriert. Nach Angaben des ZÄN sind rund 61.000 Ärzte in ärztlichen Fachgesellschaften der außeruniversitären Medizin organisiert (28.000: Akupunktur, 14.000: Naturheilverfahren, 8.000: Chirotherapie, 6.000: Homöopathie, über 5.000: sonstige Verfahren der Komplementärmedizin). Naturheilverfahren sind in Deutschland begehrt; 73% der Bevölkerung wünschen damit behandelt zu werden (Studie Allensbach 2002).

Nach dem naturheilkundlichen Standardwerk von F.E. Bilz (F.E. Bilz: Das neue Naturheilverfahren - Lehr- und Nachschlagebuch der naturgemäßen Heilweise und Gesundheitspflege. Verlag von F.E. Bilz, 34. Auflage, Leipzig, 1895) war die Erfindung, das Aufblühen und die Vervollkommnung der Naturheilmethode einer der bedeutendsten Fortschritte des 19. Jahrhunderts.

Nach Ansicht der Naturheilkunde heilt nicht der Arzt (auch nicht der Naturarzt), sondern die Heilung besorgt nach Bilz lediglich die dem Patienten innewohnende „Lebenskraft", d.h. die Natur.

Die alleinige Aufgabe des Arztes kann somit nur sein, *„bei vorkommenden Krankheitsfällen die Natur des Betreffenden recht gehörig zu unterstützen, damit sie den in Unordnung geratenen Lebensprozeß wieder harmonisch gestaltet oder, mit anderen Worten, den Heilungsvorgang einleitet und ausführt. Das ist alles, was wir dabei thun können"*.

Der Begriff der Lebenskraft und ihre Eigenschaften waren bereits ca. 100 Jahre früher bekannt; so hat Johann Christian Reil, Professor in Halle und einer der Leibärzte Goethe's, im Jahr 1795 einen größeren Beitrag über die Lebenskraft verfasst (J.C. Reil: Über die Lebenskraft. Archiv für die Physiologie, 1. Band, 1. Heft, 8-162, 1795/96).

Nach dem 2. Weltkrieg kam die Vorstellung der Lebenskraft, genannt Qi, Chi, Shi oder Prâna, mit fernöstlichen Heilweisen nach Europa. So dient z.B. die Akupunktur dazu, den Fluss der Lebensenergie auf den sog. „Energiemeridianen" des Körpers zu regulieren.

Die Entwicklung der modernen universitären Medizin begann ebenfalls vor ca. 200 Jahren mit dem „Dampfmaschinenzeitalter", dem sog. „1. Kondratieff" (L.A. Nefiodow: Der fünfte Kondratieff - Strategien zum Strukturwechsel in Wirtschaft und Gesellschaft. Frankfurt am Main und Wiesbaden, 1991).

Seither gibt es sehr widersprüchliche Auffassungen über die „richtige" und „falsche" Medizin. Dies gilt für den Humanbereich ebenso wie für die Tiermedizin.

Die sog. „konventionelle", universitäre Medizin lässt nur solche Therapiemethoden gelten, die sich zumeist in klinischen Studien als „Evidenzbasiert" erwiesen haben; die sog. „Alternativmedizin" setzt demgegenüber vor allem auf die Methoden der Erfahrungsheilkunde, die sich nach ihrer Meinung ja schließlich über Jahrhunderte bis Jahrtausende bewährt haben.

Die Naturheilkunde gilt deshalb bei vielen konventionellen Medizinern als wirkungslos und antiquiert, und die konventionelle Medizin wird von Alternativmedizinern häufig als Vergiftungs- und Unterdrückungsmedizin abgelehnt.
Da viele Verfahren der Erfahrungsmedizin sehr individuell angewandt werden und sich daher

hinsichtlich ihrer Wirksamkeit nicht in klinischen Studien überprüfen lassen, entsteht eine Verstehenslücke, die nicht ohne weiteres überbrückt werden kann.

Lehnt man sich angesichts dieser sehr unbefriedigenden Sichtweisen etwas im Lehnstuhl zurück und betrachtet die weite Landschaft der Heilverfahren, die von der Besprechung von Warzen bis zur Züchtung transgener Schweine als Ersatzteillager für Organe des Menschen reicht, etwas gelassener und mit einem gesunden Menschenverstand, so gelangt man zu der wenig überraschenden Überzeugung, dass eigentlich die meisten heute verfügbaren Heilmethoden ihre Berechtigung haben.

Ihre Anwendung hängt außer von der Krankheitsdiagnose, der Regulationsfähigkeit des Patienten, dem Können und der Erfahrung des Arztes maßgeblich von der Resonanz zwischen Arzt und Patient bzw. zwischen Tierarzt und Patientenbesitzer ab.

Wie die moderne Naturwissenschaft zeigt, ist der Mensch ein weitgehend autonomes System, das primär sich selbst dient. Als logische Konsequenz dieser Erkenntnis gibt es für den einzelnen Menschen nur eine einzige Wahrheit, und zwar sich selbst, oder wie es Jesus Christus formulierte, den „ICH BIN".

Außerdem ist seit vielen Jahrhunderten bekannt, dass unser Universum holographisch strukturiert ist; dies bedeutet, dass der Teil stets das Ganze enthält.

Denkt man diesen Gedanken zu Ende, gelangt man zu der Schlussfolgerung, dass der Mensch das gesamte Universum in sich enthält.

Krishnamurti formulierte diesen Sachverhalt mit seinem berühmten Ausspruch „Du bist die Welt".

Diese holographische Beziehung gilt nicht nur räumlich, sondern auch zeitlich. Ein schönes Beispiel hierfür sind die sog. „Lostage", deren bekanntesten die 12 Tage zwischen Weihnachten und dem Dreikönigstag (6. Januar) sind. Nach dem Volksglauben spiegelt das Wetter an jedem dieser Tage dasjenige in dem entsprechenden Monat des folgenden Jahres wider, wobei die 24 Stunden die einzelnen Tage in diesem Monat repräsentieren sollen. Da die Monate jedoch mehr als 24 Tage haben, muss die Wettervorhersage für die letzten Tage des Monats geschätzt werden. Nach Aussagen von Bauern im Schwarzwald haben diese Lostage für die Wettervorhersage im Jahr eine relativ hohe Trefferquote.

Ebenso spiegeln nach naturheilkundlicher Auffassung die ersten sieben Lebensmonate eines Menschen seine ersten 70 Lebensjahre wider.

Der Gedanke des holographischen Universums ist wahrlich nicht neu; er ist bereits in der Bibel als zentrale Säule des Christentums im Matthäus-Evangelium festgehalten. Dort gibt Jesus im Kapitel 22, 37-40, folgende Antwort, als ihn ein Schriftgelehrter mit der Frage zu provozieren versuchte, welches denn nun das vornehmste Gebot im Gesetz sei:

> *„Du sollst den Herrn, deinen Gott, lieben von ganzem Herzen, von ganzer Seele und von ganzem Gemüt. Dies ist das höchste und größte Gebot. Das andere aber ist dem gleich: Du sollst deinen Nächsten lieben wie dich selbst. In diesen beiden Geboten hängt das ganze Gesetz und die Propheten."*

Im Hinblick auf die Medizin bedeutet dies, dass Arzt und Patient Teile eines gemeinsamen Hologramms sind. Folglich gilt: behandelt ein Arzt einen Kranken, behandelt er eigentlich auch sich selbst; begibt sich ein Kranker in eine Arztpraxis oder in ein Krankenhaus zur Behandlung, ist er eigentlich bereits da.

Es ist klar, dass diese Erkenntnis zunächst eine tiefe Erschütterung und Angst auslöst, da Krankheit primär im Kranken selbst entsteht. Andererseits gibt ihm diese Erkenntnis die Gewissheit, dass er selbst den Schlüssel zur Überwindung seiner Krankheit in den Händen hält, sobald der Kranke die Verantwortung für sich selbst übernimmt.

Dies bedeutet allerdings auch, dass eine Therapie von Krankheiten bereits bei ihrer Vorbeuge und Verhütung beginnt. Die hierbei zu beachtenden Gesetzmäßigkeiten waren bereits vor über 100 Jahren bekannt. Der erste Absatz in dem Kapitel „Allgemeine Grundsätze über das Naturheilverfahren" in dem Buch von F.E. Bilz lautet:

„Nicht nur in kranken, sondern schon in gesunden Tagen soll jedermann auf seinen körperlichen Zustand Obacht haben. Man muß befähigt werden, zu wissen, was dem Körper nützt und was ihm schadet. Denn es ist viel leichter, Krankheiten vorzubeugen, als zu heilen. Je mehr der funktionierende Organismus belauscht wird, desto weniger kommt man in die Lage, gegen Krankheiten einschreiten zu müssen. Aber selbst, wenn solche eintreten, muß der Kranke auch in die Lage versetzt werden, in gewisser Beziehung sein eigener Arzt zu sein. Zu diesem Behufe wähle man ein so einfaches Kranken-Behandlungsverfahren, dass

fünf gesunde Sinne es zu fassen vermögen. Trotz der Einfachheit will es aber immer gelernt sein, und zwar aus dem einfachen Grunde, weil nicht eines sich für alle schickt ... Bevor wir nun auf die Einzelheiten einer Krankenkur eingehen und die Krankheiten speziell beleuchten, wollen wir die Verhaltungsmaßregeln, welche in gesunden Tagen zu beobachten sind, noch einmal kurz wiederholen. Denn wer naturgemäß lebt, kommt höchst selten in die Lage, krank zu sein. Deshalb soll auch das Hauptaugenmerk zunächst auf die **Erhaltung der Gesundheit** *gerichtet werden ...".*

Richtig schwindelig kann es einem angesichts der neueren wissenschaftlichen Forschungsergebnisse werden, dass die Körperzellen von Menschen und Tieren während der Evolution aus verstaatlichten Bakterien entstanden sind (sog. „bakterielle Endosymbiose der Zellen").

Ist es doch das wesentliche Bestreben der konventionellen Human- und Tiermedizin, die Funktion der Zellen und der aus ihnen aufgebauten Organe insbesondere im Fall eines Krebsgeschehens durch künstliche Mittel zu steuern, zu unterdrücken, zu beseitigen oder auch durch Organe von Tieren zu ersetzen.

Aus diesem Grund haben viele der hierbei angewandten Therapieverfahren eine große Ähnlichkeit mit den Mitteln, mit denen sich Bakterien untereinander bekämpfen und sich ihren Lebensraum streitig machen.

Glücklicherweise ist jedoch der Organismus von Menschen und Tieren weitaus komplexer aufgebaut als lediglich aus seinen Körperzellen.

Die sich hieraus ergebenden therapeutischen Regulationsmöglichkeiten sind zum großen Teil schon lange bekannt und werden daher auch innerhalb der Naturheilverfahren eingesetzt. Zum Teil haben sie sich natürlich auch innerhalb der konventionellen Medizin etabliert, wie z.B in der Psychotherapie.

Die wichtigsten Impulse für eine wirksame ganzheitliche Regulationstherapie werden sich zukünftig zweifellos aus der modernen Physik und der damit zusammenhängenden Gehirnforschung ergeben.

Die Neurowissenschaften stehen offenbar kurz vor einem Durchbruch, der eine Behandlung der Bewusstsein-Gehirn-Körper-Achse und auch des Unterbewusstseins ermöglicht. Hierbei müssen die Erkenntnisse und Technologien der „Vier P" (Physik, Physiologie, Psychologie und Philosophie) zusammengeführt werden (E. Basar u. S. Karakas: Neuroscience is awaiting for a breakthrough: An essay bridging the concepts of Descartes, Einstein, Heisenberg, Hebb and Hayek with the explanatory formulations in this special issue. Int. J. Psychophysiol. 60(2):194-201, 2006).

Dann werden hoffentlich auch die konventionellen und naturheilkundlichen Therapieverfahren wieder zu einem ganzheitlichen Medizinsystem zum Wohle der Patienten zusammenfinden.

Schwerwiegende Erkrankungen, wie z.B. der Brustkrebs bei Frauen, lassen sich nach meiner Beobachtung nämlich nur heilen, wenn die Patienten die Verantwortung für sich selbst übernehmen und wenn alle Register der für den jeweiligen Fall geeigneten Behandlungsverfahren gezogen werden.

So ist es sehr sinnvoll, neben den konventionellen Methoden die naturheilkundlichen Verfahren, die ganzheitliche Zahnmedizin und darüber hinaus auch das geistige Heilen unter ärztlicher Leitung in die Behandlung zu integrieren. Letztere Methode ist seit dem Jahr 2004 vom deutschen Bundesverfassungsgericht neben Ärzten und Heilpraktikern als dritter Weg zur Genesung erlaubt (Az: 1 BvR 784/03).

Nach der Kondratiefftheorie ist unsere Gesellschaft zur Zeit gerade dabei, das Informationszeitalter (den 5. Kondratieff-Zyklus) zu verlassen und mit dem 6. Kondratieff in einen neuen wirtschaftlichen und gesellschaftlichen Zyklus einzutauchen.

Basis dieses gesamtgesellschaftlichen, symbiosefördernden Vorganges wird nach Nefiodow die Erschließung von psychosozialen und seelischen Potentialen sein - etwas Immaterielles in einer zunehmend materiellen Wirtschaft. Durch die Erschließung von seelisch-energetischen Potentialen werden im neuen Kondratieff destruktive Verhaltensweisen verringert und gleichzeitig die Produktivität im Umgang mit Information erhöht sowie Kooperationsfähigkeit, Gesundheit und Wohlbefinden gestärkt. Die betriebswirtschaftliche Kostengrenze, die im 6. Kondratieff überwunden werden muss, ist zum jetzigen Zeitpunkt überall dort zu finden, wo Körper, Geist und Seele des Menschen geschwächt und aus dem Gleichgewicht gebracht werden.

Bereits in naher Zukunft werden ganzheitliche regulatorische Maßnahmen zur Gesunderhaltung und zur Überwindung von chronischen Krankheiten und Schäden einen Schwerpunkt des gesellschaftlichen Wandels bilden. So ist es nicht verwunderlich, dass das Thema der Weltausstellung Expo2000 „Mensch - Natur – Technik" lautete.

Einige naturwissenschaftliche Aspekte von Naturheilverfahren werden im vorliegenden Buch dargestellt. Es sind dies hauptsächlich Verfahren, die sich mit der Regulation der bakteriellen Symbiose und des Körpermilieus, dem Konzept der „Lebensenergie" sowie den quantenphysikalischen Eigenschaften des Gehirns beschäftigen.

Dieses Buch entstand aus dem vielfach geäußerten Wunsch, die in meiner Internethomepage

http://www.pferdemedizin.com

enthaltenen Informationen doch endlich in Buchform herauszugeben. Diese Texte stellen meine ganz persönliche Sichtweise der Dinge dar, wie sie sich aus jahrzehntelanger Arbeit an Universitäten, in der Pharmaindustrie und in der Praxis ergeben hat.

Meine Sichtweise der Dinge erhebt keinen Anspruch auf objektive Wahrheit und Vollständigkeit.

Gleichwohl habe ich mich bemüht, die präsentierten Sachverhalte auch mit neuen naturwissenschaftlichen Forschungsergebnissen und Hypothesen zu belegen.

Für mich ist es immer wieder faszinierend, wie unglaublich komplex das Leben auf der Erde strukturiert ist und wie genial einfach es funktioniert.

Die fünf Existenzebenen

Nach der viele Jahrhunderte alten Auffassung existieren normale Menschen außer auf der sichtbaren materiellen Ebene zusätzlich auf weiteren Ebenen, nämlich der vitalenergetischen (ätherischen), emotionalen (astralen), mentalen und geistigen Ebene.

Diese Ebenen sind nicht voneinander getrennt, sondern sie sind intensiv miteinander verbunden und verknüpft.

Während auf der vitalenergetische Ebene die Versorgung mit „Lebensenergie" stattfindet, erfolgt auf der astralen Ebene der Austausch und die Verarbeitung emotionaler Energie.

Die mentale Ebene ist diejenige der Gedankenenergie, mit deren Hilfe die Energie höherer spiritueller Ebenen nach unten transformiert werden kann und gleichzeitig ein Austausch von Gedankenenergie von unten nach oben stattfindet.

Nicht ohne Grund haben große Dichter und Komponisten oft gesagt, „es denkt mich" oder „es schreibt mich". Der altdeutsche Ausdruck für dieses Geschehen, der auch im Duden kaum noch entsprechend gewürdigt wird, war einmal „mich dünkt".

Der Umschlag von mentaler Energie findet hauptsächlich im Bereich des Kopfes statt.

Die geistige Ebene stellt die Verbindung zu höheren spirituellen Ebenen dar, die in unserer Kultur keine Namen haben.

Anders als Menschen existieren die meisten Tiere außer auf der materiellen Ebene nur auf der vital-energetischen und emotionalen Ebene.

Die folgende Tabelle zeigt die fünf unterschiedlichen Ebenen, auf denen die Wesen der Erde existieren (mod. nach Marko Pogačnik: Elementarwesen - die Gefühlsebene der Erde. Knaur, 1995).

Es ist erstaunlich, wie diese Ebenen in der Auffassung des griechischen Philosophen Plato (ca. 428 - 347 v. Chr.), der tausende Jahre alten indischen Ayurveda und der modernen Naturheilkunde übereinstimmen.

	Ayurveda	Plato	Mineralien	Pflanzen	Tiere (höhere)	Elementarwesen	Mensch	Engel
Geistige Ebene	Raum / Äther	Dodekaeder					■	■
Mentale Ebene	Luft	Oktaeder					■	
Gefühls- (astrale) ebene	Feuer	Tetraeder			■	■	■	
Vital-energetische Ebene	Wasser	Icosaeder		■	■	■	■	
Materielle Ebene	Erde	Hexaeder	■	■	■		■	

Ebenso sagte Rudolf Steiner, der Begründer der Anthroposophie: *„Der Mensch ist, was er ist, durch Leib, Ätherleib (Lebensleib), Astralleib (Seele) und Ich (Geist). Er muß als Gesunder aus diesen Gliedern heraus angeschaut, er muß als Kranker in dem gestörten Gleichgewicht dieser Glieder wahrgenommen werden".*

Die vitalenergetische Ebene ist die Ebene, auf der Lebensenergie auf den Meridianen transportiert wird.

In der traditionellen Medizin wird dieses Wissen bereits seit Jahrtausenden z.b. durch Akupunktur zur Regulation genutzt. Blockaden auf dieser Ebene äußern sich auf der darunter liegenden materiellen Ebene als Schmerz, der immer ein Zeichen eines blockierten Energieflusses ist!

Die neuere naturwissenschaftliche Forschung konnte zeigen, dass das Enzym ATP-Synthase im Atmungsstoffwechsel der Zellen ein wichtiges Bindeglied zwischen der vitalenergetischen und der materiellen Ebene darstellt. Somit führt eine vitalenergetische Blockade auch zu einer Blockade des Energiestoffwechsels in den Zellen.

Ist der Energiefluss blockiert, kommt es zunächst zur „Ablagerung" eines Energiedepots im Bereich der Blockade. Als Folge kann dann u.a. eine chronische Entzündung (z.B. Arthritis) auftreten, mit deren Hilfe der Organismus auf der materiellen Ebene eine zelluläre Ausleitung vornimmt (sog. „progressive Vikariation" nach Reckeweg). Bei andauernder Energieblockade erschöpft sich dieser Ausleitungsweg schließlich und das Gewebe im Bereich der Blockade degeneriert.

Über die emotionale Ebene, die Ebene der Gefühle, ist in der Naturheilkunde relativ wenig bekannt, obwohl auf dieser Ebene viele Menschen offenbar am besten manipuliert werden können.

Es ist die Ebene der Bilder und der „Information", d.h. der Formbildung.

Medien und die Werbung sprechen diese Ebene gezielt an, und besonders Kinder sind diesen Einflüssen oft hilflos ausgesetzt.

Nach der alten asiatische Auffassung werden die Organe auf dieser Ebene „Chakras" genannt („Chakra" ist ein Sanskritwort und bedeutet „Rad"; siehe hierzu auch das Buch von C.W. Leadbeater: Die Chakras – eine Monographie über die Kraftzentren im menschlichen Ätherkörper. Bauer, 11. Aufl., 1994). Danach haben Menschen sieben aktive Hauptchakras, Tiere dagegen 5, da ihnen die beiden aktiven oberen Hauptchakras (Stirn- und Scheitelchakra) fehlen.

Die folgende Tabelle zeigt die Zuordnung der Chakras zu ihren zugehörigen inneren Drüsen:

Scheitel- (Kronen-) Ch.	Epiphyse
Stirn-Ch. („drittes Auge")	Hypophyse
Hals-Chakra	Schilddrüse
Herz-Chakra	Thymusdrüse
Solarplexus-Chakra	Bauchspeicheldrüse
Milz- (Sexual-) Chakra	Nebennieren
Basal- (Steißbein-) Chakra	Keimdrüsen (insbes. bei Männern die Prostata)

Nach meiner Beobachtung sind die Chakras der emotionalen Existenzebene zuzuordnen, da sie unmittelbare emotionale Verknüpfungen mit den entsprechenden Körperdrüsen besitzen. Die von Leadbeater und anderen Autoren beschriebene Zuordnung der Chakras zur nächst niedrigeren vitalenergetischen Ebene ist daher meiner Ansicht nach nicht korrekt.

Blockaden auf der emotionalen Ebene durch negative Gedanken und Emotionen, wie die mittlerweile weit verbreitete Angst, haben eine besondere Bedeutung für die Entstehung „moderner" Krankheiten.

Da diese Ebene die nicht-irdischen und irdischen Daseinsebenen miteinander verbindet, geraten viele Menschen aus ihrem inneren Gleichgewicht und können ihren schöpferischen Tätigkeiten nicht mehr nachkommen. Auch das „Burn-Out-Syndrom", der Mangel an Lebensenergie, hat oft seine Ursache in Blockaden auf der emotionalen Ebene. Diese Gegebenheiten sind teilweise auch in der konventionellen Medizin bekannt, und sie haben mit der „Psychosomatik" zur Begründung einer eigenen Disziplin geführt.

Die mentale Ebene ist die Ebene der Gedanken. Blockaden auf dieser Ebene entstehen durch falsche Gedanken und Überzeugungen, die ihren Ursprung häufig in der darüber liegenden geistigen Ebene haben. Gelingt es Patienten oder Therapeuten nicht, mentale Blockaden zu beseitigen, kann daraus eine „abgetrennte, parasitäre Gedankenform" entstehen (C.W. Leadbeater und A. Besant: Gedankenformen. Aquamarin, 8. Aufl., 1999), die ins Unbewusste abgedrängt wird. Hier führt sie sozusagen ein Eigenleben, weil sie der

Gesamtregulation nicht mehr unterworfen ist. Gleichzeitig bezieht sie jedoch über eine „energetische Nabelschnur" nach wie vor ihre Energie aus dem Wirtsorganismus und schwächt ihn.

Diese abgetrennte Gedankenform entspricht in ihrem emotionalen Anteil im wesentlichen dem „unerlösten seelischen Konflikt" (USK) nach Klinghardt, dem Begründer der Psychokinesiologie.

Kürzlich hat das Ärzteehepaar Banis mit der „Psychosomatischen Energetik" eine neue medizinischen Richtung etabliert, die sich ebenfalls mit den energetischen Auswirkungen dieser Gedankenform beschäftigt (siehe u.a. die entsprechenden Veröffentlichungen in der Zeitschrift „Erfahrungsheilkunde" Nr. 12/2000 und 11/2001).

Diese Gedankenform kann sich unabhängig vom Wirtsorganismus autonom auf der materiellen Ebene als Tumor bzw. Metastase manifestieren.

Allerdings kann sie sich auch vom Wirt ablösen und von anderen Menschen aufgenommen werden. Kinder sind für diesen Vorgang sehr empfänglich, besonders wenn sie eine starke emotionale Beziehung zu ihren kranken Familienmitgliedern haben. Durch diesen Vorgang werden zwar einzelne Menschen entlastet; die mentale Last wird jedoch holographisch auf die nachfolgenden Generationen verteilt, in denen sie sich auf der materiellen Ebene dauerhaft etablieren kann.

Dieser Vorgang ist ebenfalls in der Bibel beschrieben, als Jesus als Sohn Gottes vor etwa 2000 Jahren die Sünden der gesamten Menschheit auf sich nahm und damit auflöste.

Auch Tiere, die eine enge Beziehung zu ihren Besitzern haben, können Belastungen von Menschen aufnehmen. Da die meisten Tiere jedoch nur bis zu emotionalen Ebene existieren, können sie die Belastung auch nur bis zu dieser Ebene übernehmen. So spiegeln die Krankheiten der Haus- und Hobbytiere oft die emotionalen Krankheiten der Besitzer wieder, oder wie der Zirkusdirektor Fredy Knie sen. sagte: *„Dein Pferd ist Dein Spiegelbild"*.

Gleichzeitig spenden Tiere ihren Besitzern Lebensenergie. Ich habe es oft erlebt, dass Haustiere, die ihren Besitzern Krankheiten abgenommen hatten, schließlich an der aufgenommen Belastung gestorben sind. Im gleichen Zeitraum sind ihre Besitzer dann gesundet.

Ähnliche Fähigkeiten wie Tiere zur Absorption von emotionalen Blockaden besitzen auch Pflanzen. Sie selbst existieren nur bis zur vitalenergetischen Ebene; dadurch, dass sie immer mit Elementarwesen vergesellschaftet sind, existieren sie jedoch bis zur emotionalen Ebene. Auch Pflanzen können an einer Überladung mit emotionalen Blockaden ihrer Bezugspersonen zugrunde gehen.

Die geistige Ebene ist die Ebene der Glaubenseinstellungen. Blockaden auf dieser höchsten irdischen Daseinsebene führen zu Dogmatismus und Fanatismus. Solche Blockaden können wir im globalen Maßstab zur Zeit relativ häufig beobachten, und sie können die Gesundheit eines ganzen Volkes beeinträchtigen, besonders wenn sie in einer Bevölkerung auf hoher Regulationsebene vorhanden sind.

Da die Körperzellen von Menschen und Tieren während der Evolution aus einer „Verstaatlichung" endosymbiotischer Bakterien hervorgegangen sind (siehe hierzu das Kapitel „Die bakterielle Endosymbiose der Zellen"), stellt sich die Frage, welcher Existenzebene Bakterien zuzuordnen sind.

Neuere Untersuchungen deuten darauf hin, dass die Mehrzahl der pathogenen Bakterien ursprünglich parasitäre Pilze waren. Diese Pilze wiederum waren offenbar ursprünglich Pflanzen, die im Laufe der Evolution ihr Chlorophyll verloren und sich an eine parasitäre Lebensweise angepasst haben.

Ein wichtiges Indiz für diese Sichtweise ist die geschlechtliche Vermehrung von Bakterien, die von den Amerikanern Joshua Lederberg und Edward Lawrie Tatum aufgegriffen und im Jahr 1946 in den U.S.A. veröffentlicht wurde. Lederberg erhielt 1958 gemeinsam mit Tatum und George Wells Beadle den Nobelpreis für Medizin „for his discoveries concerning genetic recombination and the organization of the genetic material of bacteria" [„für seine Entdeckungen bezüglich der genetischen Rekombination des genetischen Materials von Bakterien"].

Während der Kopulation übertragen Bakterien, wie z.B. *Escherichia coli*, ein kleines Stückchen ihrer DNS auf ein Empfängerbakterium.

Die geschlechtliche Vermehrung ist für Bakterien sehr ungewöhnlich, da sie nur bei höher entwickelten Organismen vorkommt. Die Rekombination ist das Äquivalent der sexuellen Vermehrung bei Eukaryoten.

Hieraus ergibt sich, dass die pathogenen Bakterien wie die Pflanzen von der materiellen bis zur emotionalen Ebene existieren. So erklärt sich auch, wieso mit Nosoden auch psychische Erkrankungen behandelt werden können.

Nosoden sind nach Julian homöopathische Präparate, die aus Mikrobenkulturen, aus Viren, aus

Sekreten oder pathologischen Exkreten gewonnen wurden (O. Julian: Materia medica der Nosoden. Karl F. Haug, 5. Auflage, 1960).

So lässt sich z.b. *Colibacillinum*, eine Nosode aus verschiedenen Stämmen von *Escherichia coli*, bei Müdigkeit, Furchtsamkeit und psychischer Depression anwenden, während *Streptococcinum*, eine Nosode aus *Streptococcus pyogenes* und einer weiteren Streptokokken-Art, bei Gehörshalluzinationen („hört Hilferufe"), Visionen („sieht das Zimmer voller Fliegen") oder Furcht vor dem Irrewerden eingesetzt werden kann.

Weiterhin besitzen Bakterien spezifische Affinitäten zu bestimmten Meridianen. Die folgende Tabelle zeigt einige dieser Bakterien-Meridian-Beziehungen:

- Streptokokken: Herz/Dünndarm
- Salmonellen: Leber/Gallenblase
- *E. coli*: Blase/Nieren
- *Proteus*: Magen/Milz-Pankreas
- Pseudomonaden (Mycobakterien): Lunge/Dickdarm

Deshalb finden sich schwere, lebensbedrohende Erkrankungen, die durch diese Bakterien verursacht werden, häufig in den mit den Meridianen verbundenen Organsystemen, wie z.B. Streptokokken bei Entzündungen des Herzens oder Pseudomonaden bei starken Hautverbrennungen (die Haut ist „die Dulderin des Darmes").

Das holographische Universum und der Mensch als Hologramm Gottes

Ein Hologramm (erstmals 1947 von Denis Gabór beschrieben) ist eine besondere Art eines optischen Speichersystems, bei dem auf einem lichtempfindlichen Film lediglich Wellen- und Interferenzmuster aufgenommen werden.

Beleuchtet man dieses holographische Filmnegativ von hinten mit einem Laserstrahl, so sieht man davor ein eingeschränkt dreidimensionales Bild. Selbst wenn die Fotoplatte in kleinere Teile zerbrochen wird, kann aus jedem dieser Teile das vollständige ganze Bild rekonstruiert werden, allerdings viel unschärfer.

Dies bedeutet, dass das Ganze stets im Teil enthalten ist.

Der Begriff des „holographischen Weltbildes" geht auf den Neurochirurgen und Hirnforscher Karl H. Pribram (1971) und den Physiker David Bohm (1950) zurück, die der Funktion des Gehirns und der Betrachtung naturwissenschaftlicher Phänomene die Funktionsweise des Hologramms zugrunde legten. So beschreibt Karl Pribram in seinem Werk „Languages of the Brain" (1971) die Funktionsweise des Gehirns analog der eines Hologramms.

Der Begriff des holographischen Weltbildes wurde mittlerweile Teil eines neuen Paradigmas in den Naturwissenschaften, und er wurde auch von vielen Autoren der Transpersonalen Psychologie aufgegriffen (Talbot 1992, Wilber 1982).

Mit Hilfe des holographischen Weltbildes können nicht nur einige schwer erklärbare Phänomene der Gehirnforschung neu interpretiert werden (z.B. Entstehung des Gedächtnisses und des inneren Bildes von der Außenwelt), sondern auch paranormale Phänomene wie Präkognition, Telepathie und Psychokinese scheinen plötzlich eine physikalische Grundlage zu haben.

In die transpersonale Psychiatrie sind wesentliche Regeln des holographischen Weltbildes durch den österreichischen Arzt Peter Weidinger eingeführt worden.

Bei der Betrachtung des holographischen Weltbildes löst sich die Begrenztheit von Raum und Zeit auf, und die Getrenntheit aller Dinge erweist sich als Illusion. Diese Erfahrung wird von spirituellen Traditionen als mystische Erfahrung beschrieben. David Bohm (1950) spricht von der eingefalteten Ordnung aller Dinge, dem Urgrund allen Seins und der expliziten Ordnung, wie die Welt uns im Alltag entgegentritt.

Das holographische Weltbild trägt auf diese Weise zu einem Verständnis der transpersonalen Sichtweise bei, indem es den Menschen als Teil eines größeren Ganzen beschreibt.

Die Vorstellung von der Gottähnlichkeit des Menschen hat seinen Ursprung in dieser holographischen Beziehung, und in dem eingangs zitierten Kapitel aus dem Matthäus-Evangelium hat Jesus mit genial einfachen Worten die holographische Beziehung der Menschen zu Gott als Urgrund allen Seins sowie der Menschen zueinander beschrieben. Die Liebe ist dabei die Kraft, die das ganze Universum zusammenhält (zu dieser Thematik siehe auch die Predigt von Papst Johannes Paul II.

zur „Heiligjahrfeier der Staatsverantwortlichen" am 5.11.2000).

Das deutsche Wort „allein" beschreibt in seiner ursprünglichen Bedeutung, dass Alles Eins ist, eine gleiche Bedeutung besitzt das englische Wort „alone" (= „all one").

Da der Teil stets das Ganze enthält, kann der Mensch über seinen Geist und sein Gehirn Zugang zu sämtlichen Informationen des Universums erhalten. Gleichzeitig vermag er die Energien aus höheren Daseinsebenen für seine eigenen schöpferischen Aktivitäten zu nutzen. Diese Aktivitäten erfolgen im wesentlichen hierarchisch multiregulativ.

Bezogen auf eine ganzheitliche Regulation vor allem chronischer Krankheiten bedeutet dies, dass eine Therapie umso effektiver erfolgt, je höher die Daseinsebene ist, auf der Regulatoren angesprochen werden.

So lassen sich die „Wunderheilungen" durch Jesus Christus als höchste Stufe der Heilung erklären, bei der er Krankheiten, die als unheilbar galten, auf der geistigen Daseinsebene einfach auslöschte.

Der Mensch als Schöpferwesen

Neben den Walartigen (Cetaceae) existiert nur der Mensch auf allen Ebenen gleichzeitig, und nur er hat einen freien Willen. Demgegenüber existieren die meisten Tiere als irdische Wesen nur bis zur emotionalen Ebene; einen freien Willen besitzen sie nicht.
Der menschliche Körper ist gleichsam eine „Antenne" für die einzelnen Daseinsebenen, d.h. bestimmte Regionen des Körpers sind schwerpunktmäßig bestimmten Daseinsebenen zugeordnet: das obere Drittel des Kopfes der geistigen Ebene (Inspiration), die unteren zwei Drittel der mentalen Ebene (Gedanken), vom Hals bis zum Bauchnabel der emotionalen Ebene (Gefühle), das Becken überwiegend der vitalenergetischen Ebene (Niere, Blase, Geschlechtsorgane) und der unterste Beckenabschnitt (Dickdarm, Rektum) und die Beine der materiellen Ebene.

Der Körper lässt sich somit in zwei Abschnitte einteilen: einen „irdischen" Teil, der die materielle und vitalenergetische Ebene umfasst, und einen nicht-irdischen, „geistigen" Teil, der die mentale und geistige Ebene einschließt. Die Gefühlsebene verbindet diese beiden Abschnitte und besitzt folglich Anteile von beiden Abschnitten. Das Herz als Zentrum der menschlichen Existenz auf der Erde stellt die Verbindung der geistigen Ebenen mit den irdischen her.

Die irdischen Ebenen werden vorwiegend vom sog. „Bauchhirn" gesteuert, das auch das zweite Gehirn genannt wird. Dieses Gehirn ist in die Wand des Darmes eingebettet, und die moderne

Medizin hat bei ihren Untersuchungen an Tieren gefunden, dass das Bauchhirn in der Lage ist zu fühlen.

Für Tiere ist das Bauchhirn das zentrale Steuerungsorgan.

Die nicht-irdischen, geistigen Ebenen werden vorwiegend vom Haupthirn im Bereich des Kopfes gesteuert. Da die nicht-irdischen Ebenen den irdischen Ebenen hierarchisch übergeordnet sind, ist das Gehirn das zentrale Steuerungsorgan des ganzen Menschen auf der Erde.

Die gleichzeitige Existenz auf mehreren Ebenen bis zur geistigen Ebene benötigt der Mensch, um seiner schöpferischen Tätigkeit auf der Erde nachkommen zu können. Eine solche Tätigkeit erfolgt auf den Ebenen hauptsächlich von oben nach unten; zusätzlich kann die Schöpfungsenergie jedoch seitlich in die Peripherie geleitet werden (z.B. bei Handarbeit, ärztlicher „Behandlung" oder homöopathischer Potenzierung in die Hände). Diese beiden Hauptrichtungen der Schöpfungsenergie werden auch durch das christliche Kreuz symbolisiert.

Möchte der Mensch z.B. ein Haus bauen, gibt ihm entsprechend seinem Willen seine Inspiration aus der geistigen Ebene zunächst eine Vorstellung darüber, wie das Gebäude aussehen soll. Anschließend wird diese Inspiration mental bearbeitet, indem Pläne gezeichnet werden, die dieser Inspiration möglichst nahe kommen sollen. Nun geht der Häuslebauer mit diesen Plänen solange schwanger, bis er das Haus auch emotional akzeptiert.

Bevor das Haus sich schließlich auch materiell manifestieren kann, muss der Plan auch auf der vitalenergetischen Ebene realisiert werden. Hierbei wird entweder eigene Muskelkraft investiert, oder es wird eigene oder geliehene Lebensenergie in Form von Geld eingesetzt.

Die wichtigste Ebene der Schaffung eines solchen Objektes ist die geistige Ebene, denn ohne eine Inspiration ist die Realisierung nicht möglich.

Oftmals wird beim Hausbau auch die Inspiration anderer Menschen, wie z.b. eines Architekten, als Dienstleistung gegen einen finanziellen Austausch auf der materiellen und vitalenergetischen Ebene in Anspruch genommen. Dies zeigt jedoch lediglich, dass einzelne Menschen nur holographische Teile eines größeren Ganzen sind.

Beispiele holographischer Organsysteme

Innerhalb des menschlichen Organismus gibt es sehr viele holographische Systeme, die zur naturheilkundlichen Diagnose und zur Therapie eingesetzt werden. An erster Stelle ist das Zahnhologramm zu nennen, bei dem die Zähne einzelne Organsysteme repräsentieren.

Das Zahnhologramm hat sehr starke emotionale (Angst) und vitalenergetische Anteile (Schmerz).

Die Beziehungen zwischen Zähnen und Organen lassen sich sehr gut zur Diagnostik nutzen, weil sich chronische Funktionsstörungen in einzelnen Organen nach einiger Zeit in Veränderungen der Zahnfunktion äußern können. Diese chronischen Veränderungen lassen sich z.B. mit Hilfe von röntgenologischen Verfahren (Panorama-Röntgen) oder auch energetisch mit Hilfe der Elektroakupunktur nach Dr. Voll (EAV) erfassen.

Von besonderer Bedeutung für die Entstehung chronischer Erkrankungen sind jedoch Manipulationen an diesem Hologramm. So können nach Ansicht der ganzheitlichen Zahnmedizin z.b. eine Wurzelbehandlung abgestorbener Zähne oder die Zahnfüllung mit Schwermetallen gravierende Störungen der Funktion der den jeweiligen Zähnen zugeordneten Organe hervorrufen.

Die Ursache liegt darin, dass der Organismus die bei diesen Maßnahmen entstehenden Störungen nach dem Prinzip der Multi-Regulation auf der Ebene der Blockade und allen unterhalb liegenden Ebenen gleichzeitig auszuleiten versucht.

Auf der stofflichen Ebene können durch eine Wurzelbehandlung zellwandfreie Bakterienformen vor allem von Streptokokken entstehen, die normalerweise über die entsprechenden Energiemeridiane und das zugehörige Organsystem ausgeleitet würden.

Ist dieses System jedoch in seiner Funktion beeinträchtigt oder ist der Meridianverlauf gestört, kann es zu einer zusätzlichen Verschlechterung der Situation auf den entsprechenden Existenzebenen kommen.

Neben dem Zahnhologramm gibt es weitere Hologramme, wie z.B. das Ohr, den Fuß oder die Zunge, die zur Diagnose und Therapie z.B. in Form von Akupunktur oder Massage genutzt werden können.

Leider wird letzteres Hologramm häufig ebenso wie andere (Ohr, Nase) durch Piercing oder Tätowierungen im Rahmen des modernen Lifestyles manipuliert, wodurch wiederum die entsprechenden, zugehörigen Organsysteme (z.B. Herz) beeinträchtigt werden können.

Auch das Blut ist ein wichtiges Hologramm, das sich naturheilkundlich in Form der Eigenblutbehandlung sehr gut zur Therapie eignet.

Das Bauchhirn bei Menschen und Tieren als Mittler zwischen materieller, vitalenergetischer und emotionaler Ebene

Das Bauchhirn verbindet die emotionale mit der materiellen und vitalenergetischen Ebene.

Werden Menschen gefragt, wo Gesundheit, Emotion und Intuition am besten zu orten sind, zeigen sie meistens auf ihren Bauch. Seit vielen Jahrhunderten wird außerdem von vielen Menschen berichtet, dass sie ihre Entscheidungen in erster Linie aus dem Bauch heraus treffen. Seit wenigen Jahren liegt nun auch der moderne naturwissenschaftliche Beweis dafür vor, dass der Bauch ein wichtiges Nervenzentrum, das sog. Bauchhirn, beherbergt.

Das Bauchhirn, das auch zweites Hirn, Darmhirn oder wissenschaftlich enterisches Nervensystem (ENS) genannt wird, ist ein unabhängiges Nervensystem. Es ist in die Wand des Darmes von Menschen und Tieren eingebettet und arbeitet nahezu unabhängig vom Zentralnervensystem (ZNS).

Mit 100 Millionen Nervenzellen enthält das Bauchhirn mehr Nerven als die Wirbelsäule. Es enthält seine eigenen sensorischen Neurone, Interneurone und Motorneurone. Auffallend ist seine starke funktionelle und strukturelle Ähnlichkeit mit dem Haupthirn im Schädel.

Eine ausführliche Beschreibung des Bauchhirns findet sich in der Ausgabe Nr. 11, 2000, der Zeitschrift GEO.

Bereits im Jahr 1907 beschrieb der amerikanische Arzt Frederick Byron Robinson (1854 - 1910) in seinem Buch „The Abdominal and Pelvic Brain" das Bauchhirn folgendermaßen:

"In mammals there exist two brains of almost equal importance to the individual and race. One is the cranial brain, the instrument of volitions, of mental progress and physical protection. The other is the abdominal brain, the instrument of vascular and visceral function. It is the automatic, vegetative, the subconscious brain of physical existence. In the cranial brain resides the consciousness of right and wrong. Here is the seat of all progress, mental and moral ...

However, in the abdomen there exists a brain of wonderful power maintaining eternal, restless vigilance over its viscera. It presides over organic life. It dominates the rhythmical function of viscera ...

The abdominal brain is a receiver, a reorganizer, an emitter of nerve forces. It has the power of a brain. It is a reflex center in health and disease ...

The abdominal brain is not a mere agent of the [cerebral] brain and cord; it receives and generates nerve forces itself; it presides over nutrition. It is the center of life itself. In it are repeated all the physiologic and pathologic manifestations of visceral function (rhythm, absorption, secretion, and nutrition).

The abdominal brain can live without the cranial brain, which is demonstrated by living children being born without cerebrospinal axis. On the contrary the cranial brain can not live without the abdominal brain ..."

Auf Grund der zahlreichen Erkenntnisse über das Bauchhirn hat sich in den letzten Jahren eine eigene medizinische Disziplin etabliert, die Neurogastroenterologie.

An Tieren wurden die neuralen Kontrollmechanismen der gastrointestinalen Funktionen intensiv durch die Arbeitsgruppe von Prof. Schemann an der Tierärztlichen Hochschule Hannover erforscht.

Auf der Basis seiner Forschungsergebnisse kam Schemann zu der Erkenntnis: „Das Darmhirn fühlt".

Das zweite Hirn erledigt somit noch viel mehr als die eigentliche Verdauungsarbeit; es ist ein Garant für das Überleben von Leib und Seele. Außerdem besitzt das Bauchhirn eine überragende Bedeutung für die Reifung des Säuglings im Mutterleib.

Das zweite Gehirn ist eine Quelle von psychisch hoch aktiven Substanzen, wie Serotonin, Dopamin, Opiaten und Benzodiazepinen.

Der Bauch nährt das erste Gehirn auf vielfältige Weise; andererseits ist der messbare Informationsfluss vom ZNS zum Bauchhirn vergleichsweise gering.

Interessanterweise fanden Forscher kürzlich Geruchssensoren für Aromastoffe im Darm.

Der Darm als Verteidigungsorgan

Der Darm beherbergt ca. 80% des immunologisch aktiven Gewebes. Somit besitzt er neben seinen Funktionen als Resorptions- und Ausscheidungsorgan auch die Aufgabe des direkten Kontaktes mit stofflichen Schadsubstanzen.

Werden Giftstoffe, krankmachende Mikroorganismen oder unverträgliche Nahrungsmittel mit der Nahrung aufgenommen, fühlt das Darmhirn die Gefahr zuerst.

Es findet eine lokale Abwehr statt, indem z.b. die Ausleitung in Form von Durchfall gesteigert wird, und es wird ein Alarmsignal in Richtung des ZNS geschickt (zum Thema „Darmhirn und Ernährung" siehe auch das Interview mit dem Ernährungsexperten U. Pollmer in DIE WELT vom 6.12.2005).

Da das Darmhirn sehr eng mit dem emotionalen Zentrum von Menschen und Tieren verbunden ist, finden natürlich auch emotionale Rückkoppelungen zwischen Gefühlen und Darm statt. So kann eine Alarmsituation z.b. vor Prüfungen zur Erhöhung des Tonus der Darmmuskulatur führen, was ebenfalls zur verstärkten Darmentleerung führt.

Andererseits kann die dauernde Anspannung auch zu einer Hemmung der Peristaltik führen mit der Entstehung einer Verstopfung.

Energieblockaden, unerlöste seelische Konflikte („USK" nach Klinghardt) oder negative Emotionen können den Energiehaushalt bei Menschen und Tieren stark beeinträchtigen, während positive Emotionen und eine ausbalancierte Körperenergie die Körperleistung wahrlich beflügeln können.

Daher ist es natürlich das Ziel einer naturheilkundlichen Therapie, auch die Funktion des Bauchhirns wieder zu normalisieren.

„Quantenhirne" (Kopf- und Bauchhirn) und Quantenbewusstsein

Die beiden Hauptteile (irdischer und nichtirdischer Anteil) des menschlichen Wesens werden also nach naturheilkundlicher Auffassung schwerpunktmäßig durch zwei unterschiedliche Gehirne gesteuert, die eine sehr ähnliche Histologie und Biochemie besitzen und eng miteinander verknüpft sind:

- das Bauchhirn, das in die Darmwand eingebettet ist und primär für die Koordination und Lenkung der Vital- und Sexualenergie sowie die Steuerung wichtiger Zellfunktionen einschließlich des Immunsystems zuständig ist, und
- das Kopfhirn, das primär für die Koordination und Lenkung der geistigen und mentalen Energie zuständig ist und in einem gesunden Organismus mit zunehmenden Alter die Koordination des gesamten Menschen übernimmt.

Das Bauchhirn kann ohne das Kopfhirn überleben, nicht aber das Kopf- ohne das Bauchhirn.

Nach meiner Beobachtung sind die Bauchhirne der Menschen und der höheren Tiere energetisch sehr eng miteinander verbunden.

An der Koordination der emotionalen Energie sind beide Hirne beteiligt, wobei die emotionale und soziale Reifung des Menschen jedoch mit zunehmendem Alter von unten nach oben erfolgt.

Im Kindesalter ist das Bauchhirn das funktionelle Zentrum des Menschen, und das Kopfhirn ist funktionell noch unausgereift. Dessen Funktion wird in dieser Entwicklungsphase vor allem durch die Eltern übernommen.

In einer intakten Familie ist die Reifung des Bauchhirns mit ca. 20 Jahren abgeschlossen, und die Ausreifung des Kopfhirns beginnt. Sie ist mit ca. 50 Jahren abgeschlossen.

Die sich anschließende Phase, die ca. bis zum 70. Lebensjahr dauert, dient der Reifung der <u>Kooperation</u> der beiden Hirne unter der Führung des Kopfhirns.

Erst danach ist die Reifung des gesamten Menschen abgeschlossen, und erst jetzt ist die vollständige Grundlage für eine lange Lebensdauer gelegt. Schließlich zeigt die moderne medizinische Forschung, dass Alterungsprozesse nur zu einem Viertel genetisch bestimmt sind.

Quantentheorie

Es ist klar, dass sich solche komplexen Vorgänge nicht mit den Methoden der klassischen Neurobiologie erfassen lassen. Daher wurde vor einigen Jahren begonnen, die Funktionsweise der Gehirne quantenphysikalisch zu beschreiben (J. Satinover: The Quantum Brain. John Wiley & Sons, 2001; J.M. Schwartz et al. (2005): Quantum physics in neuroscience and psychology: a neurophysical model of mind-brain interaction. Philos. Trans. R. Soc. Lond. B Biol. Sci., Jun 29; 360 (1458): 1309-1327; A. Khrennikov: Quantum-like brain: "Interference of minds". Biosystems, 2006 Jan 19).

Diese Physik wurde in der ersten Hälfte des 20. Jahrhunderts formuliert und eignet sich zur Beschreibung des Verhaltens von Materie und Energie in kleinen Maßstäben. Sie hat im letzten Jahrhundert zu einer Reihe von schockierenden Ergebnissen geführt (der berühmte Atomphysiker Niels Bohr sagte:

„Diejenigen, die nicht schockiert sind, wenn sie zum ersten mal mit Quantenmechanik zu tun haben, haben sie nicht verstanden"), die einerseits mit den Vorstellungen des täglichen Lebens unvereinbar scheinen, andererseits aber erst die Entwicklung neuer Techniken auch in der Medizin (z.B. Laser, Kernspintomographie) ermöglicht haben.

Quantelungen sind uns aus dem Alltag wohl bekannt: z.B. Anzahl von Personen oder Beträge von Bargeld. Der Begriff „Quanten" wird jedoch allgemein für Elementarteilchen (nicht mehr weiter teilbare Teilchen) benutzt und bezieht sich häufig auch auf kleinste Energieeinheiten, die von einem System auf ein anderes übertragen werden.

Nach Josef Küblbeck und Rainer Müller („Die Wesenzüge der Quantenphysik", Aulis-Verlag Deubner, 2003) lässt sich die Quantenphysik durch fünf Wesenszüge beschreiben:

- Stochastische Vorhersagbarkeit: Einzelereignisse können in der Quantenphysik im Allgemeinen nicht vorhergesagt werden. Bei vielen Wiederholungen gibt es jedoch eine zufällige (stochastische) Verteilung

- Superposition und Interferenz: unterschiedliche Zustände können einander überlagern, d.h. gewissermaßen „gleichzeitig" existieren; hierdurch kann es zu Auslöschung oder Verstärkung kommen

- Messpostulat: bei jeder Messung wird aus dem Spektrum der Möglichkeiten eine einzige realisiert, alle anderen sind „vergessen": konkrete Messwerte werden somit erst durch die Messung selbst erzeugt

- Komplementarität: Information und Interferenz schließen sich aus. Die gesamte Messapparatur bestimmt das Versuchsergebnis; bereits die Möglichkeit zu einer Messung wirkt sich entscheidend auf den Zustand des Quantenobjektes aus und kann zu einem völlig anderen Versuchsergebnis führen

- Nichtlokalität: zwei Quantenobjekte können über große Entfernung miteinander „verschränkt" sein (engl.: „entanglement"); eine Messung am einen Quantenobjekt legt sofort den Zustand des anderen Objektes fest, auch über große Entfernungen

Quantenphysikalische Eigenschaften der Gehirne, Quantenbewusstsein

Aus den Untersuchungen der letzten Jahre lässt sich ableiten, dass das Gehirn quantenphysikalische Eigenschaften besitzt, da es u.a. kleine Energieeinheiten von einem System auf ein anderes übertragen kann. So beschäftigt sich auch die aktuelle medizinische Forschung mit den faszinierenden quantenphysikalischen Beziehungen zwischen räumlich getrennten Menschen (F.A. Thaheld: An interdisciplinary approach to certain fundamental issues in the fields of physics and biology: towards a unified theory. Biosystems 80(1), 41-56, 2005).

Generell ist es nicht möglich, im Hinblick auf die quantenphysikalischen Eigenschaften des Gehirns seine Funktionsanteile des Kopf- und Bauchhirns zu differenzieren. Aus diesem Grund werden die Funktionen der beiden Hirne im Folgenden als Quantenhirn zusammengefasst.

Aus den bisherigen Untersuchungen ergeben sich seine folgenden Aspekte (nach L. McTaggart: Das Nullpunkt-Feld. Arkana, 2003):

- Nach Pribram spricht unser Hirn in erster Linie nicht in Worten oder Bildern mit sich selbst und dem Rest des Körpers, ja nicht einmal in Bits oder chemischen Impulsen, sondern in der Sprache von Wellen-Interferenzen, der Sprache der Phase, Amplitude und Frequenz – dem „Spektralbereich"

- Wir nehmen ein Objekt wahr, indem wir in Resonanz zu ihm treten und unsere Schwingungen mit denen des Objektes synchronisieren. Die Welt zu kennen, bedeutet buchstäblich, sich auf ihrer Wellenlänge zu befinden

- Folglich muss es so sein, dass wir, wenn wir etwas betrachten, ein virtuelles Bild des Objektes im Raum draußen erzeugen und projizieren, genau dort, wo sich das tatsächliche Objekt befindet. Objekt und Wahrnehmung fallen zusammen

- Dies bedeutet, dass die Kunst des Sehens eine Kunst der Transformation ist. In gewisser Weise transformieren wir im Akt der Beobachtung die zeitlose, raumlose Welt von Interferenzmustern in die konkrete Welt von Raum und Zeit
- Neben diesen vorwiegend passiven Eigenschaften besitzt der Mensch jedoch auch die schöpferische Fähigkeit, seine Umgebung und seine Geschichte entsprechend seinem freien Willen aktiv zu verändern und zu gestalten. So zeigt die moderne Hirnforschung, dass das Hirn sich seine Wirklichkeit selbst erzeugen kann (G. Roth: Das Gehirn und seine Wirklichkeit. Suhrkamp, 1997). Darüber hinaus ist es selbst-bezogen, dient also nur sich selbst

Als logische Konsequenz dieser Erkenntnisse gibt es für den einzelnen Menschen nur eine einzige Wahrheit, und zwar sich selbst, oder wie es Jesus Christus formulierte, den „ICH BIN".

Um sich in dieser Eigenständigkeit nicht zu verlieren, benötigt der Mensch Gott als Referenz (Robert Spaemann: Der Gottesbeweis - warum wir, wenn es Gott nicht gibt, überhaupt nichts denken können. DIE WELT vom 26.03.2005).

Tritt jedoch zu den quantenphysikalischen Eigenschaften des Gehirns die Erkenntnis hinzu, dass es das Ich ist, welches diese Eigenschaften besitzt, entsteht ein sog. „Quantenbewusstsein".

Nach Dean Radin („The Conscious Universe". HarperEdge, 1997) hat es folgende Eigenschaften:

- Quantenbewusstsein hat Quantenfeld-Eigenschaften, d.h. es beeinflusst die Wahrscheinlichkeit von Ereignissen

- Dieses Bewusstsein „injiziert" Ordnung bzw. Struktur in Systeme in Abhängigkeit von seiner aktuellen Stärke

- Die Stärke dieses Bewusstseins in einem Individuum fluktuiert ständig und wird vom Focus der Aufmerksamkeit reguliert, wobei es individuelle Unterschiede in der Stärke des Bewusstseins gibt

- Eine Gruppe von Individuen kann ein Gruppenbewusstsein haben, dessen Stärke ebenfalls vom Gruppenfocus abhängt

- Generell können belebte und unbelebte physikalische Systeme durch das Quantenbewusstsein geordnet bzw. strukturiert werden, wobei das Ausmaß der Ordnung von der Stärke und Kohärenz des Feldes abhängt (*„As the mind moves, so moves matter"*).
Dies kann besonders gut in labilen Systemen gemessen werden. Ein Beispiel hierfür ist die Herstellung eines homöopathischen Arzneimittels, bei der das Quantenhirn während der Potenzierung die ordnenden Feldeigenschaften der Ausgangssubstanz schrittweise (idealerweise bis zur Sättigung) in das Arzneimittel injiziert. Gleichzeitig wird vermutlich das Informationsfeld des Lösungsmittels schrittweise reduziert.

Das Quantenhirn in der ärztlichen Praxis

Nach naturheilkundlicher Auffassung entsteht Krankheit im allgemeinen dadurch, dass der Energiefluss innerhalb des Körpers blockiert ist und der Organismus diese Blockaden nicht mehr kompensieren kann.

Zur Regulation dieser Problematik gibt es eine Fülle von technischen Geräten, Arzneimitteln und naturheilkundlichen Methoden, die eine mehr oder weniger mittelbare Therapie gestatten.

Das optimale Heilungs- und Selbstheilungsinstrument ist jedoch auf Grund seiner Eigenschaften das Quantenhirn, weil es den quantenphysikalischen Zustand eines kranken Organismus direkt beeinflussen kann. Am wirksamsten sind daher seit alters her diejenigen Therapieverfahren, mit denen ein Arzt sein eigenes trainiertes Quantenhirn an das Energiesystem des Patienten unmittelbar energetisch „ankoppelt" und dieses direkt reguliert (siehe auch H. Wiesendanger (Hrsg.): Geistiges Heilen in der ärztlichen Praxis. Lea-Verlag, 5. erw. Aufl., 2005).

Diese Verfahren können gut mit anderen Methoden der naturheilkundlichen und konventionellen Medizin kombiniert werden.

Auf Seiten des Arztes setzen diese Verfahren eine genaue Kenntnis seiner eigenen Möglichkeiten und Fähigkeiten sowie ein entsprechendes Training voraus. Erst dann kann er die Forderung des Paracelsus erfüllen: *„Ganz sein macht den Medicus; die Medizin ist daher das Ganze und das Letzte aller Dinge"*.

Diese Verfahren bedeuten für Patienten, dass sie die Verantwortung für sich selbst übernehmen müssen.

Bei jeder ernstzunehmenden (tier-)ärztlichen Behandlung tritt eine quantenphysikalische Verschränkung zwischen dem (Tier-)Arzt und dem Patienten auf.

Dieser Effekt wird noch dadurch verstärkt, dass Arzt und Patient Teile eines gemeinsamen Hologramms sind. Vermittler dieser Verstärkung sind spezielle Nervenzellen des Gehirns, die sog. „Spiegelneurone" (siehe auch das Buch von Prof. Joachim Bauer, Univ.-Klinikum Freiburg: Warum ich fühle, was Du fühlst - Intuitive Kommunikation und das Geheimnis der Spiegelneurone. Hoffmann & Campe, 2005).

Naturgemäß ist der Verstärkungseffekt der Spiegelneurone in der Humanmedizin von Mensch zu Mensch unter Optimalbedingungen wesentlich stärker ausgeprägt als in der Tiermedizin von Mensch zu Tier.

In das quantenphysikalische System zwischen Arzt und Patient wird in der heutigen Therapie meist noch ein konventionelles oder naturheilkundliches (z.B. homöopathisches) Medikament als materieller Mittler eingeschaltet.

In diesem Fall wird aus der Zweier- eine Dreiecksbeziehung, die natürlich ebenfalls quantenphysikalischen Gesetzmäßigkeiten gehorcht. Diese Dreiecksbeziehung wird „Patient-Practitioner-Remedy (PPR) Entanglement" (L.R. Milgrom) genannt.

Sie kann auch starke Auswirkungen auf das Ergebnis klinischer Studien haben, in denen meist im Vergleich zu Homöopathika relativ unspezifische konventionelle Arzneimittel geprüft werden.

In diesen Studien wird neben den Behandlungsgruppen zusätzlich noch eine Placebo-Kontrollgruppe mitgeführt. Ein Placebo ist ein Schein-Medikament ohne Wirkstoff.

H. Walach et al. fanden bei der Analyse von 141 randomisierten, doppelblinden und Placebokontrollierten klinischen Studien mit einer Dauer von mindestens 12 Wochen, dass die Responserate auf die zu prüfenden Arzneimittel mit derjenigen auf das Placebo statistisch hochsignifikant korrelierte („The therapeutic effect of clinical trials: Understanding placebo response rates in clinical trials - a secondary analysis". BMC Med Res Methodol. 2005 Aug 18; 5(1): 26).

Dies bedeutet: je wirksamer in diesen Studien das Medikament war, desto wirksamer war auch das Placebo.

Auch bei der Akupunktur kommt dem Placeboeffekt offenbar eine große Bedeutung zu. Diese alte Behandlungsmethode, welche die Energien auf der vitalenergetischen Existenzebene zu regulieren vermag, hat sich bei chronischen Rücken- und Knieschmerzen gegenüber der konventionellen Therapie als überlegen erwiesen und wird bei diesen Indikationen neuerdings von den deutschen gesetzlichen Krankenkassen erstattet.

Der Placeboeffekt ist ein wichtiger Bestandteil des Therapieerfolges in der konventionellen und naturheilkundlichen Therapie und somit selbstverständlich auch in der Homöopathie.

Quantenpysikalische Verschränkungen kommen außer in einer Arzneimitteltherapie auch bei anderen Behandlungsformen vor, wie z.B. in der Tiermedizin beim „energetischen Heilen" oder in der Humanmedizin bei der „Video-Therapie" in der Rehabilitation von Schlaganfallpatienten oder bei der „Spiegeltherapie" zur Beseitigung von Phantomschmerzen in amputierten Gliedmaßen (diese Schmerzen entstehen im Gehirn).

Außerdem sind qantenpysikalische Verschränkungen zwischen Individuen wichtige Bestandteile unseres täglichen Lebens.

So sorgen sie z.B. für eine Stimulation des Bauchhirns bei Verliebten in Form von „Schmetterlingen im Bauch", für ein besonders gutes Pflanzenwachstum in Form eines „grünen Daumens" der Betreuungsperson (siehe auch das Buch von P. Tompkins u. C. Bird: Das geheime Leben der Pflanzen. Fischer, 1997) oder in einer Partnerschaft für eine große Ähnlichkeit zwischen den Ehepartnern oder auch zwischen Herrchen und Hund.

Durch letztere „Tier-Besitzer-Verschränkung" scheint das Tier dann zwei vitalenergetische Systeme zu besitzen, nämlich ein tierisches und ein menschliches (A. Thoresen: Anthroposophische Konzepte für eine menschliche Medizin für Tiere. Ganzheitl. Tiermedizin 19, 148-151, 2005).

Folgerichtig lassen sich nach Thoresen Krankheiten von domestizierten Tieren nicht nur direkt, sondern auch indirekt durch Behandlung der Hologramme ihrer menschlichen Besitzer therapieren, indem z.B. eine Verletzung des Vorderlaufes eines Hundes durch die Behandlung des entsprechenden Abschnitts am Arm des Besitzers behandelt wird.

Quantenhirn und Ernährung

Nach der modernen Evolutionstheorie sind die Zellen des menschlichen Körpers aus einer „Verstaatlichung" (sog. „Endosymbiose") von unterschiedlichen, z.T. pathogenen Bakterienarten entstanden.

Diese bakterielle Endosymbiose und ihre Stoffwechselprodukte stellen den hauptsächlichen materiellen Anteil des menschlichen und tierischen Körpers dar. Die Regulation der Endosymbiose erfolgt nach naturheilkundlicher Ansicht durch ein Feld auf der vitalenergetischen Existenzebene, auf der die Lebensenergie auf den Meridianen transportiert wird.

Die Koordination der Energie des vitalenergetischen Feldes erfolgt wiederum maßgeblich durch das Bauchhirn, das in die Darmwand eingebettet ist. So ist es folgerichtig, dass eine optimale Ernährung stets an die Entwicklung des Quantenhirns angepasst werden muss.

Nach F.A. Popp und M. Bröckers („Die Botschaft der Nahrung. Wir ernähren uns mit Licht", Zweitausendeins, 2005) „saugt" der menschliche Körper Ordnung aus der Nahrung. Nach Popp lässt sich die Ordnung und damit die vitalenergetische Qualität eines Nahrungsmittels anhand der Charakteristik der von ihm abgestrahlten Biophotonen bestimmen. Da die Menge der verzehrten Nahrung im Alter abnimmt, bedeutet dies, dass die vitalenergetische Qualität der Nahrung und auch des Trinkwassers optimalerweise mit dem Alter zunehmen sollten.

Im Alter muss die Nahrung oftmals durch Vitalstoffe pflanzlichen Ursprungs, wie z.B. Bienenpollen, ergänzt werden. Hierdurch werden den alternden Zellen zusätzlich auch Bakterien zur Restaurierung der zellulären Endosymbiose zur Verfügung gestellt

Art und Menge der Nahrung des alternden Menschen sollten individuell z.B. mit Hilfe der Kinesiologie ausgetestet werden.

Globales Quantenbewusstsein

Ein globales Quantenbewusstsein entsteht transpersonal und geht damit über das Individuum hinaus. Da dieses Bewusstsein die Wahrscheinlichkeit insbesondere von großen Ereignissen beeinflussen kann, lässt es sich mit Hilfe von Zufallszahlengeneratoren (engl. „RNG") studieren.

Ein solches System ist das weltweit verteilte Computer-Netzwerk mit 65 Zufallszahlengeneratoren innerhalb des „Global Consciousness Projects" an der Princeton University, U.S.A.,

Internet: http://noosphere.princeton.edu/.

Die Auswertung der Daten von ungewöhnlichen Weltereignissen, wie z.B. des Unfalls von Lady Diana, des Anschlags vom 11. September 2001 oder des Tsunamis vom 26. Dezember 2004 zeigte, dass das Globale Quantenbewusstsein die statistische Wahrscheinlichkeit der Zufallszahlen offenbar in spektakulärer Weise verändern kann bzw. durch solche Ereignisse stark verändert wird.

Es ist sehr bemerkenswert, dass die Veränderungen der Wahrscheinlichkeiten jeweils kurze Zeit <u>vor</u> den Ereignissen auftraten.

Hieraus ergibt sich die Schlussfolgerung:

„Der Mensch ist, was er denkt; Kultur ist, was ein Volk denkt; Weltgeschichte ist, was alle Völker denken".

Daher ist es besonders wichtig, das bei naturheilkundlich tätigen Ärztinnen und Ärzten ohnehin in der Praxis (meist weitgehend unbewusst) eingesetzte Quantenhirn weiter zu trainieren und es gezielt in der Therapie und auch für das eigene Wohlergehen einzusetzen.

Weiterhin lassen sich mit Hilfe des ärztlichen Quantenhirns natürlich auch transpersonale Ereignisse <u>gezielt</u> beeinflussen.

Hierbei sei nochmals betont, dass das menschliche Quantenbewusstsein Ereignisse nicht direkt, sondern vielmehr nur die Wahrscheinlichkeit ihres Eintritts beeinflussen kann.

Außerdem ist zu beachten, dass sowohl positive als auch negative Gedanken eingesetzt werden können. In beiden Fällen treffen sie (und die daraus folgenden Taten) neben dem Adressaten wegen der holographischen Struktur des Universums auch immer den Absender selbst. Dieser Sachverhalt ist seit langem bekannt und wird auch als „Karma", das Gesetz von Ursache und Wirkung, bezeichnet.

Ebenso findet er in der Weisheit *„Was Du nicht willst, dass man Dir tu, das füg' auch keinem Andern zu"* seinen Ausdruck.

Andererseits nützt das, was ein Mensch einem anderen Gutes tut, zwangsläufig auch ihm selbst.

Lebensenergie

Lebens- oder Vitalenergie, von den Hindus „Prâna" und von der Jahrtausende alten tibetischen und der traditionellen chinesischen Medizin (TCM) „Qi" (auch Shi) genannt, ist eine Energieform, die vor allem aus der Sonne stammt und die Menschen, Tiere und Pflanzen zu ihrer Existenz benötigen.

Qi ist die Kraft oder Energie, die die Harmonie in jedem lebenden Organismus kontrolliert. Sie ist die Kraft, die den Lebensprozess aktiviert und aufrecht erhält.

Das hauptsächliche Speichermedium für Vitalenergie auf der Erde ist das Wasser. Mit der Luft, durch Regen, Schnee, Nebel und Wasserdampf, wird diese Energieform übertragen.

Sie ist nach Prof. Dr.-Ing. Uiblacker eine Strahlungsenergie mit einem Maximum bei einer Wellenlänge im Mikrowellenbereich (Frequenz: 2,35 GHz). Sie liegt damit im Bereich einer Resonanzfrequenz des Wassermoleküls.

Vitalenergie besitzt gleichzeitig die Eigenschaften von Elektrizität und Flüssigkeit; deswegen wurde sie früher auch als „feinstoffliches Fluidum" bezeichnet.

Irdisches Leben zeichnet sich durch eine Zirkulation der Vitalenergie aus, wobei sie innerhalb des Körpers die Vermittlerin zwischen der emotionalen und der materiellen Ebene des Seins darstellt.
Somit ist sie auch eine wesentliche Trägerin des morphogenetischen Feldes nach Rupert Sheldrake.

Samuel Hahnemann, Begründer der Homöopathie, stellte vor über 150 Jahren im §9 seines „Organon der Heilkunst" über die Lebenskraft fest:

„Im gesunden Zustande des Menschen waltet die geistartige, als Dynamis den materiellen Körper (Organism) belebende Lebenskraft (Autocratie) unumschränkt und hält alle seine Theile in bewunderungswürdig harmonischem Lebensgange in Gefühlen und Thätigkeiten, so daß unser inwohnende, vernünftige Geist sich dieses lebendigen, gesunden Werkzeugs frei zu dem höhern Zwecke unsers Daseins bedienen kann."

Auf Grund ihrer besonderen Eigenschaften kann die Vitalenergie von der konventionellen Medizin und Naturwissenschaft im lebenden Körper bisher noch nicht ausreichend genau gemessen und erforscht werden. Gleichwohl lässt sich die Existenz dieser Energie natürlich leicht anhand ihrer Erscheinungsformen nachweisen.

So ist z.B. Schmerz nach Dr. Voll, dem Begründer der Elektroakupunktur nach Voll (EAV), immer ein Zeichen eines blockierten Flusses von Vitalenergie.

Sie ist eine sehr flüchtige Energie; ihre Aufnahme aus der Umgebung und ihre Zirkulation im menschlichen Organismus erfolgt meist unwillkürlich. Sie kann jedoch innerhalb und außerhalb des Körpers auch willentlich gesteuert werden. Hierauf beruhen die geistig-energetischen Heilweisen, mit denen u.a. die Vitalenergie bei den Patienten in ihrer Menge und ihrem Fluss reguliert werden kann.

Andererseits beruhen auf der willentlichen Steuerung der Energie auch die alten asiatischen

Kampftechniken, die meist der waffenlosen Selbstverteidigung dienen.

Hierbei wird Vitalenergie zunächst in bestimmten Körperregionen des eigenen Körpers angestaut. Dies hat zur Folge, dass die entsprechenden Organe (z.B. Hände und Füße) sehr stark werden und unempfindlich gegen Schmerz. Gleichzeitig mit dem Gegenangriff wird der Angreifer mit Hilfe dieser Techniken stark geschwächt, indem seine Vitalenergie förmlich „abgesaugt" und in das eigene Energiesystem integriert wird. Die meisten waffenlosen asiatischen Kampfsportarten verstehen sich daher philosophisch als Methode des Gleichgewichtes und der Harmonisierung.

Grundsätzlich ist jeder Streit und jeder Krieg letztlich nichts anderes als der Kampf um Vitalenergie.

Nach der alten chinesischen Vorstellung wird alles, was existiert, durch sein Qi definiert. Physikalische Materie befindet sich an der Grenze zur Energie; gleichzeitig befindet sich Energie an der Grenze zur Materie. Qi ist berührbar und gleichzeitig unberührbar; es kennzeichnet Funktion, Prozess und Wandel.

Qi ist notwendig zur Verdauung, aber die Nahrungsmittel sorgen selbst für die Zunahme des Qi. Qi ist verantwortlich für die Bewegung, und Bewegung produziert Qi. Qi ist jedoch nicht gleich Bewegung.
Nach der TCM sind Qi und Blut die beiden grundlegenden Elemente aller physiologischen Vorgänge. Qi kennzeichnet die Funktion und hilft bei der Bildung von Blut. Blut ernährt die Organe, die das Qi bilden. Qi und Blut ergänzen sich und sind auch

voneinander abhängig; sie unterscheiden sich, sind aber untrennbar.

Deshalb galt im alten China die Weisheit: *"Qi ist der Kommandeur des Blutes. Blut ist die Mutter des Qi. Wohin Qi geht, muss Blut folgen. Wo das Qi ist, ist Blut bereits da".*

Meridiane als Leitbahnen für Vitalenergie

Vitalenergie wird von Menschen und Tieren aus der Umgebung durch Lebensvorgänge, wie Trinken, Ernährung oder Atmung, aufgenommen; sie wird durch bestimmte Organe in eine verwertbare Form umgewandelt und durch andere Organe im Körper gespeichert und verbreitet. Die Milz und das ihr zugeordnete Energiezentrum (Milzchakra) sind ein wichtiges Verteilzentrum für die Vitalenergie im Körper. Aus diesem Grund wird die Milz in der traditionellen chinesischen Medizin auch die „Mutter der Säfte" genannt.

Auch Pflanzen absorbieren Vitalenergie; sie verbrauchen jedoch nur einen geringen Teil für sich selbst. Nachdem Bäume die Vitalenergie aufgenommen und verarbeitet haben, stoßen sie genau jene Bestandteile dieser Energie aus, die die Zellen des physischen menschlichen und tierischen Körpers benötigen.

Pflanzen übertragen einen großen Teil an Vitalenergie über ihre Wurzeln an das Wasser, über welches sie sich weit im Erdreich verteilt. Dadurch geben gesunde Pflanzen nicht nur als Lebensmittel, sondern auch als Energiespender den Menschen und Tieren Gesundheit und Kraft.

Da Wasser also ein wichtiger Überträger von Vitalenergie ist, hat die Versorgung mit einem sauberen, unverfälschten Wasser eine überragende Bedeutung für die Gesundheit von Pflanzen, Tieren und Menschen.

Werden alte Bäume gefällt, wird Pflanzen ihr Lebensraum genommen oder werden ihre Eigenschaften durch gentechnische Maßnahmen verändert, können sie durch Luftverschmutzung, chemische Einflüsse und Umweltzerstörung selber krank werden, und der Mensch beraubt sich wichtiger Quellen von Vitalenergie und damit der Möglichkeiten der Selbstheilung seines Körpers.

Als Folge wird er immer abhängiger von der Apparatemedizin, die ihm zwar vielleicht künstlich das Leben verlängern kann, ihn jedoch nicht wirklich zu heilen vermag.

Innerhalb des Körpers fließt die Vitalenergie auf bestimmten Bahnen, die Meridiane genannt werden. Das Meridiansystem wurde bereits vor ca. 5000 Jahren durch die asiatische Medizin entdeckt und wird seitdem empirisch erforscht.

Kürzlich gelang es Schlebusch, Maric-Oehler und Popp erstmals, die Meridianstruktur auf der Körperoberfläche von Menschen mit Hilfe naturwissenschaftlicher Methoden nachzuweisen (Information hierzu auf der Internetseite

http://med.biophotonik.de/).

Ist der Energiefluss auf den Meridianen blockiert, kommt es zunächst zur schmerzhaften „Ablagerung" eines Energiedepots im Bereich der Blockade. Die Folge einer andauernden Meridianblockade ist u.a. eine chronische Entzündung (z.B. Arthritis oder Phlegmone), mit deren Hilfe der Organismus eine Ausleitung auf zellulärer Ebene versucht. Wird die energetische Blockade langfristig nicht gelöst, erfolgt schließlich eine Degeneration des Gewebes.

Hierbei kann vermehrt Knorpel- und Knochensubstanz (z.B. bei einer Spondylose) gebildet werden. Da gerade im Bereich der Gliedmaßen Meridianblockaden heute sehr häufig sind, entfallen übrigens von der Gesamtheit aller möglichen Lahmheitsursachen beim Pferd über 70% auf degenerative Gelenkserkrankungen!

Die vitalenergetische Ebene ist dem Wassersystem und damit primär dem Becken (Sexualorgane, Niere, Blase) zugeordnet.

Der Blasenmeridian verläuft paarig parallel der Wirbelsäule und besitzt energetische Übergänge zu allen anderen Meridianen. Er versorgt sowohl Nieren und Blase als auch das Innere des Hirnschädels.

Das Leber/Gallenblase-System versorgt außer Leber und Gallenblase ebenfalls die Fortpflanzungsorgane (der Lebermeridian verläuft um die Hoden) und durch seinen Verlauf seitlich am Kopf die peripheren Anteile des Gehirns, die u.a. die Zentren für die Sprache und das Gedächtnis beherbergen. Auch der größte Teil der Spiegelneurone hat hier seinen Sitz.

Durch die Verläufe dieser beiden Energiesysteme wird die starke vitalenergetische Verknüpfung des Beckens mit dem Gehirn erkennbar, und bereits der alte hermetische Grundsatz lautete: *„Was das Untere ist, ist wie das, was das Obere ist. Und das, was das Obere ist, dient, wie das, was das Untere ist, um die Wunder einer Sache zu Stande* *zu bringen"* (Auszug aus der Tabula Smaragdina des Hermes Trismegistos).

Diese Verknüpfung wird besonders bei typischen Erkrankungen des Alters, wie Schlaganfall oder M. Alzheimer, deutlich, die aus naturheilkundlicher Sicht ihre eigentliche Hauptursache in einer energetischen Blockade des Gallenblasenmeridians (Schlaganfall) bzw. des Blasenmeridians (Alzheimer) haben.

Das Blase/Nieren- und das Leber/Gallenblase-System haben für Menschen und Tiere bereits in der Fötalphase eine fundamentale Bedeutung; in der Nabelschnur zieht die Vene zur Leber und die Arterie zur Harnblase des Fötus.

Die Energien auf diesen Systemen haben nach meiner Beobachtung sehr viel Ähnlichkeit mit dem Ohm'schen Gesetz aus der Elektrizitätslehre:

$$U = R \times I$$

bzw.

$$R = U / I$$

wobei U = elektrische Spannung, R = elektrischer Widerstand und I = elektrische Stromstärke bedeuten.

Übertragen auf das Meridiansystem, lässt sich U als Spannkraft des Leber/Gallenblasensystems, I als Stromstärke des Blase/Nierensystems und R als Widerstand (Resistenz) gegen Krankheit, Altersprobleme und Tod auffassen.

Eine gute Resistenz ist somit nur möglich, wenn Spannkraft und Stromstärke in einem ausgewogenen Verhältnis zueinander stehen.

Ist die Spannkraft bei optimaler Stromstärke zu hoch, können zunächst Aggressionen und später Verkrampfungen und Verhärtungen entstehen; ist die Spannkraft zu niedrig, können sich Müdigkeit und Depression entwickeln. Daher leiden ca. 80% der Schlaganfallpatienten an Depressionen.
Ist die Stromstärke zu gering, kann der gesamte Organismus unter Schwäche leiden.

In der langen Zeit seit der Entdeckung der Meridiane wurden Methoden zur Regulation und Stärkung des Energieflusses und zur Beseitigung von Energieblockaden entwickelt.

Hierbei dient die Akupunktur dazu, mit Hilfe von Nadeln den Fluss der Vitalenergie auf den Meridianen auszugleichen und zu lenken. Diese Therapiemethode wird mittlerweile von der konventionellen Medizin anerkannt und teilweise von den gesetzlichen Krankenkassen erstattet.

Gleichwohl ist die Akupunktur eine materielle Methode, mit der auf der unteren materiellen Ebene eine Problematik auf der höheren vitalenergetischen Ebene reguliert wird.

Wegen der hierarchischen Beziehung dieser beiden Existenzebenen zueinander kann die Akupunktur nur unvollständig wirksam sein. Daher gab es immer schon Bestrebungen, Regulationen direkt auf der vitalenergetischen Ebene durchzuführen.

Beispiele für solche Techniken sind Reiki oder die Kinesiologie nach Klinghardt.
Neben diesen Verfahren zur Regulation der Meridianenergie hat sich die Behandlung mit energetisch aufgeladenem Eigenblut sehr bewährt.

Die seit langem bekannte Eigenblutbehandlung wird in der letzten Zeit zunehmend auch in Kliniken angewandt; die Methode wird jedoch noch wesentlich potenter, wenn das Blut hämolysiert (d.h. die roten Blutkörperchen durch Zugabe von Wasser zum Blut zerstört werden) und außerdem energetisch aufgeladen wird (siehe hierzu auch das Buch von A. u. W. Grüger: Therapie mit hämolysiertem Eigenblut - Indikation und Technik. Reichl, 2. erw. Aufl., 1995).

Durch diese Methode wird der Organismus offenbar direkt mit seinem krankhaften veränderten Spiegelbild konfrontiert; dies hat oftmals eine sofortige Ausleitung von Fremdstoffen, pathogenen Mikroben und von veränderten Energiemustern zur Folge.

Vor einer solchen Eigenblutbehandlung müssen unbedingt die Ausleitungswege und die Energiemeridiane geöffnet werden; geschieht dies nicht, kann es zu starken Erstverschlimmerungsreaktionen kommen.

Andererseits hat diese Methode im Vergleich zur üblichen Eigenblutbehandlung, die ohne Hämolyse und Energetisierung alle 1-2 Tage angewandt wird, eine Reichweite von 10-14 Tagen.

Viele Probleme auf der vitalenergetischen Ebene haben heute ihre Ursache in Konflikten auf den darüber liegenden Ebenen, wie der emotionalen, mentalen oder geistigen. Zur Lösung solcher Konflikte sind Reiki, Kinesiologie oder Eigenblutbehandlung natürlich nur bedingt geeignet.

Das wirksamste Verfahren, das alle Existenzebenen einschließt, ist seit jeher das geistig-energetische Heilverfahren, das z.B. als Gebetsheilung eine lange christliche Tradition besitzt.

Lebensenergie und Viren

Interessanterweise hat Plato den „platonischen Körper" des Icosaeder (20-Flächner) dem Wasser und damit der vitalenergetischen Ebene zugeordnet. Heute zeigt die naturwissenschaftliche Forschung, dass die clusterförmige Anordnung der Wassermoleküle einem Icosaeder entspricht (siehe auch die Internetseite von Martin Chaplin, Professor an der London South Bank University:

http://www.lsbu.ac.uk/water/platonic.html).

Eine gleiche Struktur besitzt häufig auch das Capsid, die Proteinhülle des Genoms von Viren.

So ist auch die Erkenntnis Plato's sehr erstaunlich, dass „Krankheiten entstehen können, wenn das Blut zu viele Icosaeder enthält".

In deren Ausleitung liegt vermutlich auch die Begründung für die Wasser-basierten Therapieverfahren, wie z.B. Kneipp'sche Anwendungen oder Schwitz-Kuren.

Nach neuer wissenschaftlicher Erkenntnis haben Viren im Stoffwechsel jedoch nicht nur krankmachende, sondern auch regulatorische Funktionen.

In der Natur ist nahezu jedem Bakterium ein spezifisches Virus als Regulator zugeordnet. Da die Zellen von Menschen und Tieren während der Evolution aus endosymbiotisch lebenden Bakterien entstanden sind, ist es logisch, dass diese Endosymbiose zumindest teilweise von bestimmten Viren reguliert wird.

In diesem Zusammenhang weist der Nobelpreisträger Joshua Lederberg ausdrücklich darauf hin, dass die Mikroben Menschen und Tiere keineswegs umbringen wollen, sondern dass sie in einem kooperativen Miteinander mit den Mikroben leben müssen.

Bei Erkrankungen sorgen Viren dafür, dass Zellen durch Aktivierung ihres Selbstzerstörungsmechanismus (sog. „Apoptose") zerstört werden.

Dieses Phänomen lässt sich sehr schön bei viralen Erkältungskrankheiten beobachten, bei denen die Viren u.a. Zellen der Nasenschleimhaut zerstören. Durch die entstandenen Schleimhautlücken können dann Bakterien eindringen, deren Giftstoffe z.B. zu Kopf- und Gliederschmerzen führen. Ist die Infektion überwunden, fühlen wir uns häufig wie „neu geboren".

Auch bei schweren Erkrankungen, wie z.B. Krebs, tragen Viren dazu bei, entartete Zellen, die sich der Kontrolle des Gesamtorganismus entzogen haben, durch Aktivierung der Apoptose zu beseitigen. So haben auch die in letzter Zeit sehr bedeutsam gewordenen Grippeviren neben ihrer schädlichen Wirkung für den Organismus auch eine heilende.

Gentechnisch veränderte, krebszellzerstörende („onkolytische") Viren, wie z.B. Herpes simplex-, Influenza (Grippe)- oder Adeno-Viren, werden deshalb neuerdings auch therapeutisch genutzt.

Chronische Viruserkrankungen entwickeln sich nach naturheilkundlicher Auffassung fast ausschließlich bei einer starken Konstitutionsschwäche des Organismus, die sich unter den heutigen Bedingungen vorwiegend als sog. „tuberkulinische

Konstitution" äußert (s. S. 113). Gelingt es, diese Schwäche mit Hilfe einer naturheilkundlichen Therapie zu beseitigen, können pathogene Viren anschließend aus dem Körper ausgeleitet werden.

Die bakterielle Endosymbiose der Zellen - Integration pathogener Mikroben als Zellorganellen

Seit langem wird vermutet, dass die Zellen von Menschen und Tieren aus „verstaatlichten" Mikroorganismen entstanden sind. Diese Erkenntnis und einige ihrer Gesetzmäßigkeiten wurden u.a. von Prof. Enderlein bereits vor fast 100 Jahren formuliert und über mehr als 40 Jahre mit Hilfe der Dunkelfeldmikroskopie systematisch erforscht. Übersichten über seine Ergebnisse finden sich z.B. in den Büchern „Bakterien-Cyclogenie" und „Akmon Bd. I - III" von Prof. Günther Enderlein, „Blutuntersuchung im Dunkelfeld" von Dr. Maria Bleker, „Die unsichtbare Macht des Endobionten" von HP Peter Linhart oder „Dunkelfeld, Blutdiagnostik, Bioelektronische Diagnostik nach Vincent - Ein Leitfaden zum Pleomorphismus nach Prof. Dr. Günther Enderlein und Dr. Wilhelm von Brehmer in Verbindung zum bioelektronischen Terrain nach Vincent" von HP Dipl.-Ing. Christiane H. I. Häring.

Zur Zeit beobachten die japanischen Wissenschaftler N. Okamoto und I. Inouye von der Universität in Tsukuba, Japan, die Entstehung einer neuen Algenart aus einem Einzeller, der eine Grünalge zur Untermiete einziehen lässt und dabei sein Energiegewinnungssystem von „Fressen" auf „Sonnenenergie" umstellt (nach Wissenschaft.de).

Symbiose und Parasitismus

Symbiose bezeichnet die innige Verbindung zwischen zwei unterschiedlichen Spezies zum beiderseitigen Nutzen. Der Mensch sowie die meisten Tiere und Pflanzen (Wirte) leben symbiotisch mit Mikroorganismen (Symbionten). Beispiele sind die bakterielle Besiedlung der Haut und des Verdauungstraktes oder auch der Wurzeln von Pflanzen.

Für die symbiotischen Mikroorganismen bedeutet diese Verbindung Ernährung, Schutz und stabile Milieubedingungen; für den Wirt kann die Verbindung eine Bereitstellung von Nährstoffen und einen Schutz vor anderen, pathogenen Mikroben bedeuten.

Der Begriff „Symbiose" wurde ursprünglich von dem deutschen Botaniker Anton de Bary (1873) als „Zusammenleben unterschiedlich benannter Organismen" definiert. Dabei wurde zunächst nicht differenziert, ob die beiden Partner sich gegenseitig nützen oder schaden. Heute bezeichnet eine Symbiose oder „Mutualismus" eine positive Interaktion zwischen einem kleinen (Symbiont) und einem großen Partner (Wirt) zu beiderseitigem Nutzen, während eine negative Interaktion „Parasitismus" genannt wird. Ein neutrales, gleichgewichtiges Verhältnis zwischen den beiden Partnern nennt man „Kommensalismus".

Die Beziehung zwischen den beiden Partnern muss jedoch nicht unbedingt stabil sein. So kann sich z.B. aus einem neutralen Kommensalismus ein Parasitismus entwickeln, wenn die Bedürfnisse des kleineren Partners durch den Wirt nicht mehr befriedigt werden können.

Ein Beispiel hierfür ist das aus der Umwelt stammende Bakterium *Pseudomonas aeruginosa*, ein Kommensale der Haut und des Dickdarmes. Dieser Keim kann durch eine Verschiebung des Gleichgewichtes und eine starke Veränderung des Milieus z.B. infolge einer Hautverbrennung oder einer Blockade des Dickdarmmeridians zu einem Parasiten werden, einem sog. „opportunistischen Pathogen".

Wie neuere naturwissenschaftliche Untersuchungen an Amöben gezeigt haben, können jedoch auch pathogene, parasitäre Mikroorganismen durch die Zelle aufgenommen und in ihr als regelrechte Organellen integriert werden.

Pathogene können somit zu echten Symbionten werden! Als Folge kann eine Zelle mit völlig neuen, verbesserten Eigenschaften entstehen. Nach der Auffassung der modernen Evolutionsbiologie ist dieser Vorgang eine Grundvoraussetzung für die Entwicklung eines vielzelligen Lebens.

In manchen Fällen führt ein langfristiges Zusammenleben zur sog. „Symbiogenese", und es entwickeln sich neue Organe, neue Körper und neue Arten.

Der Begriff Symbiogenese stammt von dem Russen Konstantin Mereschkowsky († 1921), der damit die Bildung neuer Organe und Organismen durch symbiotische Verschmelzung bezeichnete.

Einzigartigkeit durch Einverleiben – die moderne Endosymbiontentherorie

Vor einigen Jahrzehnten wurden neue Methoden der Embryologie und Biochemie entwickelt, mit denen auch neue Überlegungen bezüglich der stammesgeschichtlichen Entwicklung möglich wurden.

So ließen sich z.b. die Eigenheiten der Larvenentwicklung oder die lineare Abfolge von Aminosäuren in bestimmten Proteinen studieren.

In den letzten Jahren haben zudem stark verbesserte Verfahren der Elektronen- und Lichtmikroskopie völlig neue Einblicke in die Innenstruktur von kleinsten Lebewesen und von Zellbestandteilen größerer Lebensformen ermöglicht und eine riesige Fülle von neuen Details zutage gefördert.

Im Jahr 1959 stellte R.H. Whitaker erstmals sein Konzept der „Fünf Reiche der lebenden Organismen auf der Erde" vor. Dieses Konzept, das in den letzten Jahrzehnten von der Wissenschaft mehr und mehr akzeptiert wurde, umfasst die folgenden Reiche der wichtigsten Lebensformen mit Angabe der Mindestzahl der integrierten genetischen Systeme (aus L. Margulis: Die andere Evolution. Spektrum, 1999):

- Prokaryotae oder Monera: Bakterien, nicht durch Symbiogenese entstanden, Mindestanzahl integrierter Genome: 1

- Protoctista: Algen, Einzeller (Protozoen), Schleimpilze und andere, weniger bekannte im Wasser lebende oder parasitische Lebewesen,
Mindestanzahl integrierter Genome: 2

- Pilze (Fungi): Schimmelpilze, Hutpilze, Flechten,
  Mindestanzahl integrierter Genome: 3
- Tiere (Animalia): Wirbellose und Wirbeltiere,
  Mindestanzahl integrierter Genome: 4
- Pflanzen (Plantae): Moose, Farne, Nackt- und Bedecktsamer,
  Mindestanzahl integrierter Genome: 5

Die Prokaryota unterscheiden sich von den anderen vier Reichen, den sog. „Eukaryota", dadurch, dass ihnen ein Zellkern fehlt. Ihre Erbsubstanz (sog. „Nucleoid") ist nicht in Chromosomen organisiert und von einer Eiweißhülle umgeben. Dies bedeutet jedoch nicht unbedingt, dass auch ihre Biochemie einfacher ist.

Eukaryotische Zellen sind durch Verschmelzung von mindestens 2 bis 5 Arten entstanden, und sie enthalten verschiedene, relativ große Zellstrukturen (sog. „Organellen"), von denen einige durch eigene Membranen vom übrigen Zytoplasma abgegrenzt sind.

Die „serielle Endosymbiontentheorie" besagt, dass sich die Evolution als eine Abfolge von symbiotischen Verschmelzungsprozessen vollzogen hat. In den letzten Jahren mehren sich jedoch die Hinweise dafür, dass Bakterien auch durch Rückentwicklungen in der Evolution entstanden sein könnten. Ein Hauptindiz hierfür ist die vor allem bei pathogenen Bakterien vorkommende geschlechtliche Vermehrung, die es normalerweise nur bei höheren Organismen gibt. Dieses und andere Indizien deuten darauf hin, dass die Mehrzahl pathogener Bakterien während ihrer Evolution ursprünglich Pflanzen oder Pilze waren, die ihr Chlorophyll verloren haben und sich an eine parasitäre Lebensweise angepasst haben.

Zusätzlich zu den endosymbiotischen Mikroorganismen kommen in den Säugerzellen auch Mikroben vor, die keine Symbiose eingegangen sind. Dies sind meist zellwandfreie Formen von Bakterien („CWD"), die teilweise als Kommensalen dem Wirt nicht schaden aber auch als Parasiten pathogen sind (siehe auch L. Mattman: Cell wall deficient forms - stealth pathogens. CRC, 3. Auflage, 2001).

Nach Margulis sind Pilze aus der symbiotischen Verschmelzung von mindestens drei Bakterienarten entstanden. Zellwandfreie Pilze finden sich im Blut (sog. „Fungämie") erst im Endstadium chronischer Erkrankungen, wie dem Kaposi-Sarkom als Endstadium von AIDS.

Herkunft der Zellbestandteile und Organellen

Nach Margulis (1999) ist das Nukleozytoplasma, die Grundsubstanz der Zellen, aus Archaebakterien hervorgegangen; insbesondere stammt der größte Teil des proteinsynthetisierenden Stoffwechsels von Thermoplasma-artigen Archaebakterien.

Diese altertümlichen Bakterien lieben ein heißes und saures Milieu, besitzen keine Zellwand und sind sehr vielgestaltig (pleomorph). Ihr Durchmesser kann mit 0,2 - 5µm sehr variabel sein (M.T. Madigan, J.M. Martinko u. J. Parker: Brock Biology of Microorganisms. Parker, 10. Auflage, 2002).

Die sauerstoffatmenden Mitochondrien sind aus Purpurbakterien (auch Proteobakterien genannt) entstanden.

Die Chloroplasten und andere Plastiden der Algen und Pflanzen waren einstmals frei lebende, zur Photosynthese fähige Cyanobakterien.

In diesem Zusammenhang sind die Versuche des deutschen Weinforschers H. Schanderl, Botanisches Institut der Lehr- und Forschungsanstalt für Wein-, Obst- und Gartenbau in Geisenheim am Rhein, an pflanzlichen Mitochondrien (früher „Chondriosomen" genannt) sehr interessant („Über das Studium der Chondriosomen pflanzlicher Zellen intra vitam", Der Züchter, 20. Band, Heft 3/4, 65-76, 1950).

Wenn bestimmte Entwicklungsphasen (Hyphen, Oidien und Blastokonidien) des Schimmelpilzes *Mucor racemosus* unter extremen Milieubedingungen (alkalisierter Traubenmost bei pH 10,5 und 48°C) kultiviert wurden, entwickelten sich nach Schanderl Bakterien aus den Mitochondrien. Dabei war die Entstehung von Kurzstäbchen („Pediokokkenkonfiguration") bei vielen Pflanzen ein charakteristisches Zwischenstadium bei der Verwandlung von Mitochondrien in Bakterien.

Weitere Endosymbionten sind nach Margulis die Bdellovibrionen; sie sind kleine (0,2 - 0,5µm dick, 0,5 - 1,4µm lang), gebogene, begeißelte, gramnegative und räuberisch lebende Bakterien mit einer großen Beweglichkeit. Sie haben einen zweiphasigen Lebenszyklus: eine sehr bewegliche Jagdphase, in der sie andere gram-negative Bakterien jagen, und eine nicht bewegliche Vermehrungsphase innerhalb der erbeuteten Bakterien.

Wegen ihrer unglaublichen Beweglichkeit (Geschwindigkeit: 100x die Strecke eines Bakteriendurchmessers pro Sekunde, entsprechend 1 m in weniger als 2 Stunden) und ihrer räuberischen Lebensweise werden Bdellovibrionen auch als die „kleinsten lebenden Jäger der Welt" bezeichnet.

Von besonderer Bedeutung in der Symbiogenese sind die sehr beweglichen, schlangen- bis korkenzieherförmigen Spirochäten, die die Bewegungsorganellen („Undulipodien") von Körperzellen der Tiere und Menschen wurden und eine charakteristische Feinstruktur aus neun Mikrotubulipaaren besitzen. Nach Margulis stammen die Schwänze der Spermien und die Cilien in den Zellen der Eileiter und in den Atemwegen von frei lebenden Spirochäten ab, die von unseren archaebakteriellen Vorfahren aufgenommen wurden.

Begeißelte Einzeller, wie die Trichomonaden, sind ein Zwischenstadium in der stammesgeschichtlichen Entwicklung.

Bei Menschen und Tieren haben die Spirochäten, die wahrscheinlich den stofflichen Aspekt der „Schlange" in der Bibel darstellen, einen starken energetischen Bezug zum Blase/Nieren-Meridiansystem.

Das Blase/Nieren-System reicht von der Nasenwurzel bis zur Fußsohle.

Es gehört zu den wichtigsten vitalenergetischen Energiesystemen überhaupt, weil es das Innere des Schädels energetisch versorgt und für die geregelte Funktion der Ausscheidungs- und Sexualorgane mit verantwortlich ist.

Der Blasenmeridian, der beidseitig parallel der Wirbelsäule verläuft, besitzt außerdem energetische Übergänge zu allen anderen Meridianen; daher kann eine andauernde Blockade dieses Energiesystems zur Beeinträchtigung der Funktion des gesamten Körpers führen.

Durch chronische Blockaden dieses Systems z.b. durch Ängste, Elektrosmog oder Schwermetalle wird eine Milieu- und Krankheitssituation geschaffen, in der sich Spirochäten sehr wohl fühlen.

Beispiele für Spirochäten-assoziierte Erkrankungen bei Menschen sind zunächst die Geschlechtskrankheiten, wie Syphilis oder Trichomoniasis; aber auch bei anderen, neurodegenerativen Erkrankungen, wie z.b. MS, M. Alzheimer, M. Parkinson, ALS oder Neuroborreliose (der „Syphilis des Waldes") sind Spirochäten als zellwandfreie Bakterienformen ursächlich beteiligt (Mattman, 2001).

Es ist somit nicht überraschend, dass sich z.B. Morbus Parkinson sehr frühzeitig in Form von Rückenschmerzen äußern kann (16. Weltkongress zur Parkinson-Krankheit, 2005).

Bekanntlich sind diese Schmerzen inzwischen zu einer Art Volkskrankheit geworden, da ca. 70% der Deutschen gelegentlich oder häufig hierüber klagen.

Interessanterweise wird darüber hinaus bei über 50% der Schlachtpferde ein Hypophysentumor im Gehirn gefunden; er gilt damit fast als „Berufskrankheit" dieser Tiere.

Neuerdings gibt es aus den Forschungen des Anästhesisten Prof. Stewart Hameroff, University of Arizona, U.S.A., und des Mathematikers Sir Roger Penrose, University of Oxford, England, starke Hinweise dafür, dass der Geist im

menschlichen Gehirn durch die Mikrotubuli in seinen Nervenzellen „erzeugt" wird.
Nach Margulis sind die Mikrotubuli in den Nervenzellen ehemals aus symbiotischen Spirochäten entstanden.

Trennung der Endosymbiose bei chronischen Erkrankungen

Die Zelle ist für die intrazellulären Symbionten im Vergleich zu ihrer Umwelt, in der sie frei leben, ein sehr extremes Milieu (J.W. Moulder: The cell as an extreme environment. Proc. R. Soc. Lond. B. 204, 199-210, 1979). Diese Extrembedingungen können nur im symbiotischen Verband ertragen und aufrecht erhalten werden.

Verändern sich die physiologischen Milieubedingungen im Rahmen einer chronischen Erkrankung, kann die Symbiose in den Körperzellen nicht mehr aufrecht erhalten werden, und die Symbionten verlassen allmählich die Zellen. Gleichzeitig steigt die Anfälligkeit des Gesamtorganismus für den Einfluss pathogener Mikroorganismen. Auch heute noch bewahrheitet sich die über 130 Jahre alte Erkenntnis Claude Bernard's: *„Das Terrain ist alles, die Mikrobe ist nichts"*.

Die Gegebenheiten der mikrobiellen Endosymbiose werden seit Jahrzehnten in der dunkelfelddiagnostischen Beurteilung des vitalen Blutes genutzt. Zunächst sind bei dieser Diagnostik die symbiotischen Organismen von den nicht-symbiotischen, pathogenen Mikroben oder Kommensalen nicht zu unterscheiden.

Eine Beurteilung des Stadiums einer chronischen Erkrankung auf Grund des mikroskopischen Bildes ist auf der Basis der systematischen Befunde, die von Forschern, wie Enderlein oder von Brehmer, über Jahrzehnte durchgeführt und in den entsprechenden Lehrbüchern dokumentiert wurden, möglich.

Wie eine Studie von Dr. Teut, Essen, aus dem Jahr 2004 zeigte, die er im Auftrag der Carstens-Stiftung durchführte, ist die Reproduzierbarkeit dieser Methode unter den üblichen, nicht standardisierten Untersuchungsbedingungen allerdings nicht sehr hoch.

Da die Dunkelfelddiagnostik ein relativ unspezifisches Verfahren darstellt, ist es naturgemäß sehr schwierig, mit dieser Methode _allein_ eine gezielte Krankheitsdiagnostik zu betreiben. So zeigte eine prospektive Studie von El-Safadi et al., Justus-Liebig-Universität Gießen, dass es mit Hilfe der Dunkelfeldmikroskopie anscheinend nicht möglich ist, eine vorhandene Krebserkrankung sicher zu erkennen („Erlaubt die Dunkelfeldmikroskopie nach Enderlein die Diagnose von Krebs? Eine prospektive Studie", Forsch. Komplementärmed. Klass. Naturheilkd. 12: 148-151, 2005).

Sehr deutlich wird die Auflösung der intrazellulären Symbiose, wenn man frisch entnommenes Blut über einige Stunden bei Zimmertemperatur stehen lässt und während dieser Zeit mit Hilfe eines Dunkelfeldmikroskopes anschaut (Vergrößerung: 1000-fach).

In den nächsten beiden Abbildungen sieht man oben das Blut eines gesunden Menschen ca. 5 min. nach der Entnahme; zu diesem Zeitpunkt sind die Blutzellen noch intakt.
Die untere Abbildung zeigt dasselbe Blut nach vier Stunden; hier ist zu sehen, dass sich die

bakterielle Endosymbiose auflöst und die Bakterien beginnen die Zellen zu verlassen.

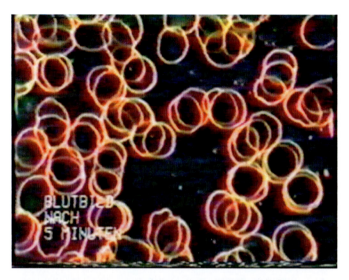

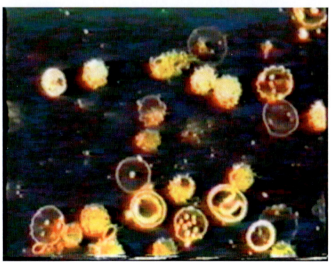

Beide Aufnahmen wurden freundlicherweise von K.H. Wickert, Experte für dunkelfeldmikroskopische Blutuntersuchungen bei Menschen und Tieren, Bochum, zur Verfügung gestellt

(Internet: http://www.dunkelfeldmikroskopie.com).

Die Bakterien, die die Zellen verlassen haben, zeigen teilweise eine sehr starke, peitschenartige Bewegung. Wilhelm von Brehmer nannte sie *Siphonospora polymorpha* und Günther Enderlein *Leptotrichia buccalis*.

Bei einer krankhaften Verschiebung des Milieus in Blut und Geweben spielen sich innerhalb des Körpers ähnliche Vorgänge ab wie außerhalb: die Bakterien können sich ebenfalls aus ihrer symbiotischen Verbindung lösen und als Einzelformen wieder pathogen werden. Oftmals sieht das Blut von schwer chronisch Kranken ähnlich aus wie Blut von Gesunden, das längere Zeit außerhalb des Körpers aufbewahrt wurde.

Einzelheiten über die dunkelfeldmikroskopischen Befunde bei Krankheiten finden sich u.a. in den am Anfang dieses Kapitels zitierten Büchern.

Durch eine Auflösung der Endosymbiose wird der Schutz des kranken Organismus gegenüber anderen pathogenen Mikroorganismen stark beeinträchtigt.

Dadurch können sich insbesondere zellwandfreie Formen von anderen pathogenen Mikroben im Körper vermehren, die das Immunsystem nicht ohne weiteres beseitigen kann.

Ein Wachstum pathogener Bakterien erfolgt im lebenden Organismus hauptsächlich während eines allgemeinen oder lokalen Vitalenergiestaus, während sich pathogene Pilze und Hefen vorwiegend bei einem allgemeinen oder lokalen Energiemangel vermehren.

Seit langem ist außerdem bekannt, dass sich Hefezellen spontan oder künstlich in Bakterien verwandeln können (K.K. Windstosser: Polymorphe Symbionten in Blut und Körpergewebe als potentielle Kofaktoren des Krebsgeschehens. Semmelweis, 1995).

Je nach den Milieubedingungen können Spirochäten in einem sehr energiereichen Milieu (z. B. infolge einer energetischen Blockade des Blase/Nieren-Meridians) als einzelne kleine Körnchen oder perlschnurartig wachsen oder pilzähnlich bzw. als lange Fäden in einem energiearmen Milieu (z.B. während einer Degeneration, wie einer Arthrose). Diese Wuchsformen lassen sich auch im Labor nach Gabe von Antibiotika zu einer Borrelien-Kultur beobachten (V. Preac-Mursic et al.: J. Infec. 24(3), 218-228, 1996).

Die geschilderten Gegebenheiten wurden kürzlich von der russischen Chemikerin Dr. Tamara Lebedewa wieder „entdeckt", die Trichomonaden als Erreger des Krebses ansieht (T. Lebedewa: Krebserreger entdeckt! Alles über Entstehung, Vorsorge, Heilung. Driediger, 2. Auflage, 2002).

Wie bereits ausgeführt, sind Trichomonaden aber nach Margulis nichts anderes als Einzeller, die aus einer mikrobiellen Symbiose von Archaebakterien und Spirochäten hervorgegangen sind.

Laboruntersuchungen zu intrazellulärem Parasitismus und zur Endosymbiose am Modell der Amöbe *Amoeba proteus*

Die bakterielle Endosymbiose wird seit mehr als 30 Jahren von Kwang W. Jeon, Professor an der Universität von Knoxville, Tennesse, U.S.A., an der Amöbe *Amoeba proteus* studiert.

Amöben gehören zu den Einzellern, die nach der Endosymbiontentheorie aus der Symbiose von nur wenigen Arten hervorgegangen sind.

Ausgangssituation:

Der Amöbenstamm wird von Jeon seit langem in Kultur gehalten. Als er im Jahr 1966 einzelne Amöben unter dem Mikroskop untersuchte, stellte er fest, dass sie schwer mit stabförmigen, gramnegativen Bakterien infiziert waren. Jeon nannte die Bakterien X-Bakterien, weil er ihren Ursprung nicht zuordnen konnte. Jede Amöbe enthielt zwischen 60.000 bis 150.000 X-Bakterien (K.W. Jeon: Change of cellular „pathogens" into required cell components. Annals of the N. Y. Academy of Sciences 503, 359-371, 1987).

Weitere Vergleiche zwischen den normalen und den infizierten Amöben ergaben, dass die Infektion die betroffenen Einzeller stark schädigte. Dies äußerte sich in einer verminderten Zellgröße, weniger cytoplasmatischen Kristallen, langsamerem Wachstum mit längeren Generationszeiten in der Kultur, Empfindlichkeit gegenüber Nährstoffmangel, größerer Zerbrechlichkeit der Zelle und einer schlechten Vermehrungsfähigkeit. Als Ergebnis dieser Schäden starben die meisten infizierten

Amöben, und ihre Kultivierung musste mit größter Sorgfalt erfolgen.

Wenn Bakterien der infizierten Amöben mit normalen Amöben zusammengebracht wurden, starben die neu infizierten Einzeller nach wenigen Zellteilungen, was die hohe Virulenz der X-Bakterien anzeigte. Bereits vorher war bekannt, dass einige frei lebende Amöbenarten infektiöse oder symbiotische Bakterien tragen; diese sind jedoch meist gering in der Zahl und nicht schädlich. Welche Vorteile diese Endosymbiose für beide Partner bringt, ist bisher ungeklärt.

Verminderung der Virulenz der Bakterien:

Über die nächsten Jahre wurden die mit den X-Bakterien infizierten Einzeller von Jeon mit größter Sorgfalt weiter kultiviert; dabei wurde beobachtet, dass sich die nachteiligen Einflüsse der Infektion allmählich verminderten. Die bakterientragenden Amöben wurden gesünder und wuchsen gut. Die Anzahl von Bakterien hatte sich auf ca. 42.000 pro Amöbe eingependelt.

Entstehung einer Abhängigkeit des Wirtes von den symbiotisch gewordenen Bakterien:

In den nächsten Jahren zeigte sich, dass die Nachkommen der ursprünglich infizierten Amöben nach etwa 200 Generationen von ihren Bakterien abhängig geworden waren. Die Zellkerne der infizierten Amöben waren unfähig, lebende Zellen zu bilden, wenn sie mit dem Zytoplasma nichtinfizierter Amöben kombiniert wurden.
Die Bildung lebender Zellen gelang erst befriedigend, wenn auch Bakterien oder Zytoplasma der infizierten Einzeller gleichzeitig oder kurz nach der Kerntransplantation hinzugefügt wurden.

Die Abhängigkeit der infizierten Amöben von ihren Symbionten wurde auch dadurch deutlich, dass der Tod der Einzeller innerhalb einer Woche eintrat, wenn die Bakterien selektiv durch ein Antibiotikum (Chloramphenicol) abgetötet wurden oder durch Kultivierung bei höherer Temperatur durch den Wirt verdaut wurden. Der Tod der Amöben konnte verhindert werden, wenn ihnen wieder die Symbionten zugeführt wurden.

<u>Rolle der Symbionten als Quasi-Organellen:</u>

Die symbiotischen Bakterien enthalten ihr eigenes genetisches Material und verfügen über eine unabhängige genetische Maschinerie; während der symbiotischen Verschmelzung findet jedoch eine starke Beeinflussung der Genexpression des Wirtes durch die Bakterien statt.

So produzieren die infizierten Amöben ein bestimmtes zytoplasmatisches Protein nicht mehr, das bei nicht infizierten Amöben eine S-Adenosylmethioninsynthetase (SAMS)-Funktion ausübt. Stattdessen wird von den symbiotischen Bakterien ein anderes Protein gebildet, welches aber eine ähnliche SAMS-Enzymfunktion ausübt (J.Y. Choi, T.W. Lee, K.W. Jeon u. T.I. Ahn: Evidence for symbiont-induced alteration of a host's gene expression: irreversible loss of SAM synthetase from Amoeba proteus. J. Eukaryot. Microbiol. 44(5), 412-419, 1997; T.J. Jeon u. K.W. Jeon: Characterization of SAMS genes of Amoeba proteus and the endosymbiotic X-bacteria. J. Eukaryot. Microbiol. 50(1), 61-69, 2003).

Außerdem werden durch die symbiotischen Bakterien weitere Polypeptide synthetisiert und in das Zytoplasma der Amöbe abgegeben.

Therapie

Es ist klar, dass sich solch ein äußerst komplexes Geschehen wie die bakterielle Endosymbiose der Zellen nicht von selbst regulieren kann. Die direkte Regulation erfolgt nach naturheilkundlicher Auffassung vielmehr durch ein Informationsfeld auf der vitalenergetischen Ebene des Körpers, der Ebene der Energiemeridiane.

Außer bei Krankheiten, die schlecht oder überhaupt nicht regulierbar sind, wie z.b. Erbkrankheiten, ist es wenig sinnvoll, die bei chronischen Krankheiten entgleiste Endosymbiose durch Antibiotika oder durch Unterdrückung von Stoffwechselfunktionen (z.B. durch Cortison) behandeln zu wollen. Durch solche Maßnahmen wird die Entgleisung meist noch zusätzlich verstärkt.

Neuerdings wurden darüber hinaus sogar multiresistente Tuberkulosebakterien gefunden, die von einem Starndardantibiotikum abhängig geworden sind (s. unten).

Hauptziele der naturheilkundlichen Regulation der zellulären Endosymbiose sind die Normalisierung des Milieus innerhalb des Wirtsorganismus, der Ersatz fehlender Endosymbionten sowie der Abbau und die Ausleitung überschüssiger bzw. pathogener Mikroorganismen. Zusätzlich zu dieser Therapie muss in jedem Fall das vitalenergetische System der Meridiane reguliert werden, und Störfelder und emotionale Blockaden sind zu beseitigen.

Die natürliche Regulation einer entgleisten bakteriellen Endosymbiose der Zellen erfolgt auf der materiellen Ebene vor allem durch Viren. Jedem

Bakterium ist offenbar ein Virus zugeordnet, welches die Vermehrung der Bakterien steuert. Diese Regulationsmöglichkeit lässt sich jedoch bisher nur ansatzweise für die Therapie eines kranken Organismus nutzen, da die Gesetzmäßigkeiten dieser Regulation noch weitgehend unbekannt sind. Gleichwohl gibt es in jüngster Zeit verstärkte Anstrengungen, gentechnisch veränderte, „onkolytische" Viren (z.B. Herpes simplex-, Influenza- oder Adeno-Viren) bei der konventionellen Krebstherapie einzusetzen.

Energiestoffwechsel und Milieutherapie

Alle lebenden Organismen verwenden ATP (Adenosin-Triphosphat) zur chemisch-stofflichen Umwandlung von Energie. Grüne Pflanzen fangen Sonnenenergie ein und wandeln sie mit Hilfe der Photosynthese um. Unter Einwirkung dieser Energie werden Kohlenhydrate, Fette und Eiweiße produziert, die als Nahrung für Menschen und Tiere dienen.

Im Stoffwechsel werden diese Nährstoffe abgebaut, und die gewonnene Energie wird als ATP gespeichert. In unserer modernen Ernährung wird ein großer Teil der Energie aus tierischem Eiweiß gewonnen. Diese Art der menschlichen Ernährung ist in großem Umfang wahrscheinlich erst im Lauf der letzten Eiszeit entstanden, als nicht genügend Pflanzen für die Ernährung zur Verfügung standen.

Natürlich eignet sich Gras, das von Pferden, Kühen und anderen Pflanzenfressern gut verwertet werden kann, nur sehr schlecht für die menschliche Ernährung. Jedoch wäre unter den heutigen Klimaverhältnissen, bei denen in vielen Klimazonen ein üppiges Pflanzenwachstum möglich ist, eine direkte Ernährung auf pflanzlicher Grundlage die Lösung für viele globale Ernährungsprobleme.
So würde z.B. ein Morgen Land, wenn er mit Hafer direkt für die menschliche Ernährung bebaut würde, 8mal mehr Eiweiß und 25mal mehr Energie produzieren als auf dem Umweg über das Vieh.

Vor 2000 Jahren wurde die Erde von ca. 300 Millionen Menschen bewohnt, und es dauerte 1800 Jahre, bis die Bevölkerung auf 1 Milliarde angewachsen war. Die Zunahme von 5 auf 6 Milliarden Menschen im Jahr 2000 dauerte jedoch nur 12 Jahre, und vorsichtige Schätzungen gehen davon aus, dass die Erde unter Beibehaltung des gegenwärtigen Bevölkerungswachstums im Jahr 2050 von 9 Milliarden Menschen bewohnt sein wird.

Es lässt sich jedoch leicht berechnen, dass diese Schätzungen ziemlich optimistisch sind: um die Jahrtausendwende lebten auf der Erde ca. 6 Milliarden Menschen, um die Jahreswende 2008/2009 waren es ca. 6,75 Milliarden (Deutsche Stiftung Weltbevölkerung), und Anfang 2012 sollen es 7 Milliarden sein (DIE WELT vom 10.07.2009). Dies bedeutet, dass die Weltbevölkerung gegenwärtig alle 7 Jahre um ca. 10% wächst. Bei diesem Wachstumstempo wird die Zahl von 9 Milliarden Menschen folglich bereits um das Jahr 2030 erreicht sein.

Es findet derzeit also offenbar ein "Wettlauf zwischen Pflug und Storch" statt: bei einer Zunahme der Weltbevölkerung auf jeweils das Doppelte wird jeweils das 4-Fache an Agrarprodukten, das 6-Fache an Energie und das 8-Fache an globaler Wirtschaftskraft benötigt.

Von diesen Bedarfszahlen ist das derzeitige reale Wachstum nach FAO-Untersuchungen, die über die letzten 30 Jahre durchgeführt wurden, jedoch noch meilenweit entfernt.

In Zukunft wird für die Weltbevölkerung auch gutes Trinkwasser sehr knapp werden. Zur Gewinnung von 450 g Rindfleisch werden ca. 9000 Liter

Wasser verbraucht; um einen Laib Vollkornbrot von gleichem Gewicht herzustellen, werden nur etwas mehr als 500 Liter benötigt. Fast die Hälfte des Wasserverbrauchs in den U.S.A. dient jedoch dem Anbau von Futtermitteln und nicht direkt der menschlichen Ernährung.

Übrigens zeigte eine Untersuchung des Deutschen Krebsforschungszentrums über 21 Jahre, dass Vegetarier länger leben als Nichtvegetarier (DIE WELT vom 18. April 2008).

Wie die moderne Wissenschaft zeigt, sind die Zellen von Menschen, Tieren und Pflanzen während der Evolution aus "verstaatlichten" Bakterien entstanden.

Daher zeigt auch das Wachstumsverhalten der menschlichen Bevölkerung eine gewisse Ähnlichkeit mit demjenigen von Bakterien.

Das Wachstum von Bakterien in einem Kulturmedium lässt sich in vier Hauptphasen einteilen, die im wesentlichen vom Nährstoffangebot abhängen:

- Adaptations- oder Lag-Phase: in dieser Phase adaptieren sich die Bakterien an ihre Umgebungsbedingungen; am Ende dieser Phase beschleunigt sich das Wachstum (Beschleunigungsphase)

- Logarithmische Vermehrungsphase: in dieser Phase verdoppelt sich die Bakterienzahl in einer bestimmten Zeiteinheit; am Ende dieser Phase verzögert sich das Wachstum (Verzögerungsphase)

- Plateauphase: bedingt durch die relative Verknappung des Nährstoffangebotes halten sich die Vermehrungs- und die Absterberate die Waage

- <u>Absterbephase</u>: da die Nährstoffe im Kulturmedium aufgebraucht sind, beginnen die Bakterien abzusterben.

Natürlich lässt sich dieses Wachstumsverhalten von Bakterien nicht direkt auf das menschliche Populationswachstum übertragen. Dennoch wird die Lösung des Bevölkerungsproblems bei gleichzeitiger Verknappung der Ressourcen eine der größten Herausforderungen sein, die die Menschheit jemals zu meistern hatte.

Für die Zukunft ist ein vernünftiger und ökonomischer Umgang mit den bestehenden Ressourcen eine unabdingbare Notwendigkeit. Da ein kranker Organismus sehr viel mehr Ressourcen verbraucht als ein gesunder, muss in der Therapie von chronischen Erkrankungen ein regulativer, ganzheitlicher Weg beschritten werden. Der bisher in der konventionellen Medizin eingeschlagene Weg der Unterdrückung von Erkrankungssymptomen ist zukünftig volkswirtschaftlich nicht mehr tragbar.

Grundlagen des Energiestoffwechsels

In biologischen Systemen wird Energie durch schrittweise Oxidation der verschiedenen Intermediärprodukte (Substrate) des Stoffwechsels gewonnen.

In der ersten Phase der biologischen Oxidation werden die Substrate dehydriert, d.h. es wird ihnen Wasserstoff entzogen. Dieser Wasserstoff bzw. seine Elektronen werden anschließend von einer Serie hintereinander geschalteter Enzymsysteme übertragen.

Erst in der Endphase kommt es zur Oxidation unter Beteiligung des Atmungssauerstoffs, der die Elektronen des Wasserstoffs aufnimmt. Bei dieser Bildung von Wasser wird Energie gewonnen. Das sehr komplexe Zusammenspiel der Enzymsysteme der biologischen Oxidation wird als „Atmungskette" bezeichnet.

Die am Wasserstoff- und Elektronentransport beteiligten Enzyme und Cosubstrate der Atmungskette sind Redoxsysteme, deren elektrische Potentiale experimentell bestimmt werden können.

In den Säugetierzellen ist die Atmungskette in der inneren Membran der Mitochondrien lokalisiert. Diese Organellen werden daher auch als „Kraftwerke" der Zelle bezeichnet.

Die Wasserstoff- und Elektronen-übertragenden Enzyme lassen sich in fünf Komplexe einteilen. Die Komplexe I, III und IV sind mit je einem Protonentransportsystem verknüpft. Diese „Protonenpumpen" sind so angeordnet, dass Wasserstoff-Ionen (Protonen) nur in eine Richtung gepumpt werden können. Durch diesen Vorgang entsteht über der Mitochondrienmembran eine elektrische Spannung (Potentialdifferenz).

Der fünfte Komplex enthält schließlich einen aus wasserabstoßenden Eiweißen gebildeten Protonenkanal für den Rücktransport von Wasserstoff-Ionen (H^+-Ionen) in die Mitochondrienmatrix.

Durch den Transport des Wasserstoffs bzw. der Elektronen über die Enzyme der Atmungskette wird erreicht, dass die gewonnene Energie nicht auf einmal in Form einer Explosion freigesetzt wird, sondern in kleinen Teilmengen.

Außerdem entsteht die freigesetzte Energie nicht vollständig als Wärme, sondern sie wird in Form von chemischer Energie (ATP) gespeichert, die bei Bedarf verwendet werden kann. Zwischen Sauerstoff-Verbrauch und ATP-Bildung besteht also eine enge Beziehung.

ATP-Synthase – ein System elektrostatischer Mikromotoren

Durch den Aufbau des Protonengradienten zwischen Innen- und Außenseite der Mitochondrienmembran entsteht nicht nur eine pH-Differenz von 1,4 Einheiten, sondern auch ein elektrochemischer Gradient (außen +, innen -) mit einer Spannung von ca. 200 mV. Die damit gewonnene Energie wird zur Synthese von ATP aus ADP (Adenosin-Diphosphat) und anorganischem Phosphat genutzt.

Das Enzym, das diese Synthese katalysiert, wird ATP-Synthase genannt. Das Enzym ist ein Teil eines grundlegendes Energiespeichermediums, und es besitzt bei Bakterien, Pflanzen, Tieren und Menschen eine sehr ähnliche chemische Struktur.

Erst in den letzten Jahren ist die Aufklärung der Funktionsweise dieses Enzyms durch den Amerikaner P.D. Boyer, den Briten J.E. Walker und den Dänen J.C. Skou gelungen. Sie erhielten für ihre Arbeiten im Jahr 1997 den Nobelpreis für Chemie.

Einen umfassenden Überblick über den Aufbau und die Funktion der ATP-Synthase gibt ein Artikel von M. Yoshida, E. Muneyuki u. T. Hisabori: „ATP Synthase - a marvellous rotary engine of the cell", Nature Reviews, Molecular Cell Biology, Vol. 2, 2001.

Nach neuer naturwissenschaftlicher Auffassung kann das Enzym als Komplex aus **zwei Mikromotoren** angesehen werden: den durch ATP angetriebenen Motor F_1 und den durch Protonen angetriebenen Motor F_0. Die physikalische Rotation bei der enzymatischen Katalyse ist ein neu entdecktes Phänomen und bisher für kein anderes Enzym bekannt.

Der Motor F_0 sitzt in der Mitochondrienmembran und enthält den Protonenkanal; der Motor F_1 enthält drei katalytische Bereiche (α, β und γ), die enzymatische Reaktionen bewerkstelligen. Beide Motoren drehen sich nach neuer Erkenntnis in entgegengesetzter Richtung.

Der F_0-Motor ähnelt sehr stark dem sog. „Wankelmotor", den der deutsche Ingenieur Felix Wankel 1957 erfand und der von der japanischen Firma Mazda seit 1967 im Automobilbau kommerziell eingesetzt wird. Der Motor ist klein, leicht, laufruhig und einfach konstruiert. Er verwandelt Treibstoff direkt in Rotationsenergie.

Beim Fluss von Protonen durch F_0 wird wie bei einem Elektromotor ein Drehmoment erzeugt, der das ganze Gebilde in Rotation bringt. Je nach Drehgeschwindigkeit dieses F_0-Motörchens (also je nach dem Grad der Säurebildung) wird viel oder wenig ATP freigesetzt (Elston et al., Nature 391, 1998).

Die Differenz an freier Energie, die als Protonen durch diesen Motor über die Mitochondrienmembran fließt, reicht aus, um 3 Moleküle ATP aus 12 Protonen zu gewinnen. Dies ist ein sehr hoher Wirkungsgrad.

Nach naturheilkundlicher Auffassung vereinigt das Enzym die beiden Aspekte Yin und Yang in einem gemeinsamen System. Die ATP-Synthase als elektrostatischer Motor ist darüber hinaus ein wichtiges Bindeglied zwischen der materiellen Ebene und der höheren vitalenergetischen Ebene der Menschen und Tiere. Auf der vitalenergetische Ebene wird die Energie innerhalb der Körpers auf den Energiemeridianen transportiert.

Nach **Harold Saxton Burr**, der über 43 Jahre an der renommierten amerikanischen Yale University School of Medicine die Fächer Anatomie und Neuroanatomie lehrte, ist jedes Lebewesen von einem elektrodynamischen Feld umgeben, das mit Hilfe moderner elektrostatischer Voltmeter gemessen werden kann ("Blueprint for Immortality: The Electric Patterns of Life", The C.W. Daniel Company Ltd., 6. Aufl., 2000). Dieses Feld kontrolliert und steuert wesentliche Stoffwechselvorgänge und kann zur Diagnose von Krankheiten bei Menschen, Tieren und Pflanzen herangezogen werden.

Es ist somit davon auszugehen, dass das elektrodynamische Feld der Tiere und Menschen einen direkten Einfluss auf ihren Energiestoffwechsel besitzt!

Regulation der Zellatmung

Die Produktion von ATP wird bei einem Energieüberschuss gebremst. Bei einer hohen ATP-Menge und bei niedrigen ADP-Konzentrationen sinkt der Sauerstoff-Verbrauch bis auf 5 - 10% der Maximalwerte. Bei einem sehr starken Überschuss von ATP kann sich der Fluss der Atmungskette sogar umkehren.

Wird die in Form von ATP gespeicherte Energie im Stoffwechsel benötigt, wird ATP wieder enzymatisch gespalten. Die Spaltung erfolgt, indem die Moleküle des F_1-Motors ihre Formation ändern und die Drehzahl dieses Motors erhöht wird.

Zusätzlich wird die ATP-Spaltung über den pH-Wert gesteuert. Bei einem sauren pH von 6,5 wird der Spaltungsvorgang gehemmt, bei einem alkalischen pH jedoch nicht.

Dies bedeutet, dass bei einer starken Verschiebung des Milieus im Bindegewebe durch Übersäuerung eine ATP-Spaltung und somit auch eine Verwertung der gespeicherten chemischen Energie beeinträchtigt ist.

Eine Kontrolle von Atmung und ATP-Bildung kann darüber hinaus auch über die Regulation der anderen Enzymkomplexe der Atmungskette erfolgen.

Über die Bedeutung zellwandfreier Bakterienformen (CWD) auch in Bezug auf (Para-)Tuberkulose, Morbus Crohn und BSE

Einleitung

Dieses Kapitel beleuchtet eines der größten Probleme der modernen konventionellen Human- und Tiermedizin, das in diesem großen Ausmaß erst mit der massenhaften, auch prophylaktischen Anwendung antimikrobiell wirksamer Substanzen vor ca. 60 Jahren aufgetreten ist.

Auf der einen Seite ist es oftmals notwendig, z.B. bei lebensbedrohenden Infektionen Antibiotika einzusetzen, auf der anderen Seite wird dadurch häufig erreicht, dass die Bakterien als „Tarnformen" sozusagen „in den Untergrund abtauchen" und für Antibiotika und auch für das Immunsystem der betroffenen Patienten kaum noch zu erreichen und zu beseitigen sind.

In dieser Problemsituation zeigt sich sehr deutlich das große Potential einer kombinierten Anwendung konventioneller und naturheilkundlicher Verfahren an denselben Patienten: bei großem therapeutischem Nutzen der antimikrobiell wirksamen Arzneimittel können die durch die Therapie verursachten Schäden durch die gleichzeitige Anwendung naturheilkundlicher Verfahren vermieden oder wieder beseitigt werden sowie die pathogenen Mikroorganismen oftmals auch ausgeleitet werden.

Ein Teil der folgenden Betrachtung bezieht sich auf Kardinalprobleme der modernen Tiermedizin und Rinderhaltung, nämlich auf die chronischen Euterentzündungen bei Milchkühen und damit verbunden natürlich auch die Ernährung des Menschen mit Erzeugnissen aus Kuhmilch und auf die Paratuberkulose, die von manchen Autoren als <u>die</u> Erkrankung des neuen Jahrtausends angesehen wird.

Obwohl bereits vor Jahrzehnten nachgewiesen wurde, dass es Strukturen in warmblütigen Organismen gibt, die bestimmten Entwicklungsstufen von Bakterien entsprechen, beruht die heutige konventionelle Therapie bakterieller Infektionen im wesentlichen immer noch auf der Erkenntnis Pasteurs, dass Bakterien monomorph und unwandelbar seien und möglichst abgetötet werden müssen.

In Laboruntersuchungen, die von Dell'Era et al. (2009) an der renommierten Eidgenössischen Technischen Hochschule (ETH) Zürich, Schweiz, an krankmachenden Listeriose-Bakterien (*Listeria monocytogenes*) durchgeführt wurden, konnte gezeigt werden, dass zellwandfreie Listerien aus einem normalen Stamm unter Zugabe von Penicillin gezüchtet werden und ohne Antibiotika in Kuhmilch weiter kultiviert werden können. Auch als zellwandfreie Form behielten die Bakterien ihre krankmachende Wirkung.

In der Tiermedizin hat es nicht an Bestrebungen gefehlt, die Leistung des Abwehrsystems von Tieren zur Überwindung von bakteriellen Infektionen z.B. durch Optimierung von Fütterung und Haltung und/oder durch den Einsatz naturheilkundlicher Verfahren zu nutzen.

Dennoch scheint sich erst im Zeitalter der starken Resistenzbildung von Mikroorganismen gegenüber Antibiotika allmählich die Erkenntnis durchzusetzen, dass eine ungezielte Antibiotikatherapie vor allem in Milchkuhbeständen mit subklinischer Mastitis die Probleme oft nur verschleiert oder sogar verschlimmert.

Auch in der Humanmedizin hat sich die Problematik der Resistenzbildung von Bakterien (hauptsächlich *Staphylococcus aureus* und Enterokokken) gegenüber Antibiotika in den letzten 15 Jahren dramatisch verschärft (siehe auch den Artikel „Killerkeime breiten sich in Kliniken und Städten aus" in DIE WELT vom 9. März 2006).

Eine Untersuchung von Markova et al. (2007) zeigt, dass die Antibiotikaresistenz von *Staph. aureus* möglicherweise mit der Bildung von zellwandfreien Bakterienformen zusammenhängt.

Übrigens können auch andere Naturstoffe zur Resistenzbildung von Bakterien führen. So kann Teebaumöl, in niedriger, subletaler Konzentration angewandt, die Vermehrung von antibiotikaresistenten pathogenen Bakterien fördern (McMahon et al., 2007 a).

In Großbritannien nimmt die Tuberkulose bei Rindern und anderen Tieren (z.B. Dachsen und Katzen) zur Zeit dramatisch zu (Animal Health Online, "Farmers Guardian" vom 3. Oktober 2008").

Auch bei Menschen steigt die Tuberkulosehäufigkeit in Europa stark an. Weltweit werden vermutlich die "weitgehend arzneimittelresistenten Tuberkulosebakterien" (XDR-TB) zukünftig eine große Herausforderung für die Medizin darstellen.

Infektionen mit diesen Bakterien sind mit konventionellen Mitteln zur Zeit praktisch nicht behandelbar und enden zu 80% tödlich.

Die Problematik wird noch dadurch verschärft, dass es offensichtlich multiresistente Tuberkulosebakterien gibt, die zusätzlich von dem Standardantibiotikum Rifampicin abhängig sind (Zhong et al., 2010). Wurde dieses Mittel bei einem Patienten gegen seine Tuberkulose eingesetzt, ging es ihm schlechter; erst als das Mittel abgesetzt wurde, konnte er geheilt werden. Die Antibiotikaabhängigkeit der Bakterien wurde im Labor bestätigt.

Offenbar beginnen Bakterien zur Zeit, Antibiotika als obligatorische Nahrungsquelle zu erschließen. Würde sich diese Vermutung bewahrheiten, hätte es dramatische Auswirkungen auf die Therapie mit Antibiotika. Bakterien sind nämlich in der Lage, ihre Resistenzgene zwischen verschiedenen Arten auszutauschen. Antibiotika dürften daher zukünftig überhaupt nicht mehr prophylaktisch und therapeutisch nur noch mit strengster Indikationsstellung eingesetzt werden. Andernfalls würden Antibiotika die pathogenen Bakterien regelrecht füttern.

Zur Regulation von Infektionskrankheiten müssten verstärkt regulative Therapien, wie die in diesem Buch vorgestellte „Liminale Frequenztherapie" angewandt werden.

Im Übrigen werden zellwandfreie Mycobakterien seit langem als Cofaktor, wenn nicht sogar als Hauptursache von AIDS diskutiert (Broxmeyer u. Cantwell, 2008).

Wie neuere wissenschaftliche Untersuchungen gezeigt haben, bestehen die Körperzellen von Menschen und Tieren aus symbiotisch lebenden Bakterien. Somit ist unser Körper auch ein Teil der Bakterienwelt.

Frei lebende Bakterien besitzen die Fähigkeit, sich relativ schnell an ihr Umgebungsmilieu anzupassen, indem sie z.B. ihr genetisches Material austauschen. Diese Fähigkeit der Bakterien wird jedoch durch ihre "Verstaatlichung" in Form der Körperzellen stark eingeschränkt und verlangsamt.

Somit dauert eine Anpassung von Menschen und Tieren an veränderte Lebensbedingungen sehr viel länger als bei frei lebenden Bakterien.

Ein groß angelegter Kampf gegen Bakterien bedeutet folglich auch immer einen Kampf gegen uns selbst, und wir können ihn nur "gewinnen", indem wir uns selbst zerstören.

Es ist eine Illusion zu glauben, dass wir in einem bakterienfreien Umfeld leben könnten; so wurden kürzlich in der Luft, die wir atmen, mit modernen wissenschaftlichen Methoden (DNA-Chips) über 1800 verschiedene Bakterienarten gefunden (DIE WELT vom 20. Dezember 2006). Auch auf der menschlichen Haut wimmelt es von Bakterien. Die moderne Mikrobiologie spricht sogar von einem "Superorganismus aus Mensch und Mikroben".

Spontanheilungen von Krebserkrankungen stehen übrigens oft in einem engen zeitlichen Zusammenhang mit einer heftigen bakteriellen Infektion

Bereits gegen Ende des vorletzten Jahrhunderts hatte der französische Chemiker und Pharmazeut

Antoine Béchamp behauptet (Béchamp, 1912), dass bestimmte Mikroorganismen unter genau festgelegten Bedingungen in unterschiedlichen Formen und Entwicklungsstadien auftreten können, von kleinsten Stufen bis zu den großen, hoch entwickelten Stadien der Bakterien und Pilze.

Er fand, dass alle tierischen und pflanzlichen Zellen kleinste Eiweißkörnchen („Microzymas") enthielten, die nach dem Absterben des Organismus selbst nicht zugrunde gehen, die Ursache für die Gärung seien und aus denen auch andere Mikroorganismen entstehen könnten. Diese Microzymas befänden sich in jedem Lebewesen, in Menschen, Tieren und Pflanzen, sie seien ewig und unzerstörbar und bildeten den Übergang zwischen nicht-lebender und lebender Materie.
Unter bestimmten Bedingungen könnten sich diese Microzymas in Bakterien mit fäulniserregenden und gärenden Eigenschaften verwandeln.
So hätten Krankheiten ihren Ursprung vorwiegend im Inneren des Körpers.

Im Jahr 1997 erhielt Stanley Prusiner den Nobelpreis für seine Entdeckung der „Prionen als ein neues biologisches Prinzip der Infektion".
Diese Prionen stellen jedoch wahrscheinlich nichts anderes dar als die von Béchamp vor über 100 Jahren entdeckten Mikrozymas.

Claude Bernard, französischer Physiologe und Zeitgenosse von Béchamp, bestätigte dessen Forschungsergebnisse und fand darüber hinaus, dass nicht die Mikroorganismen allein schädlich seien, sondern vor allem das Milieu, unter dem sie sich vermehren.

Ein weiterer Zeitgenosse am Ende des vorletzten Jahrhunderts war Louis Pasteur. Er behauptete,

dass die Darstellungen von Béchamp und Bernard blanker Unsinn seien.
Er bekämpfte diese Auffassungen im Einklang mit dem 1870 von dem Botaniker Cohn (Breslau) und von Robert Koch fundierten Monomorphismus („jeder Bakterienart ist nur eine einzige Wuchs- und Erscheinungsform gestattet") und konnte sich dabei in damaligen (und zum großen Teil auch in heutigen) Fachkreisen durchsetzen.

Gleichwohl hat Pasteur auf seinem Sterbebett gesagt: *„Bernard hat recht; das Terrain ist alles, die Mikrobe ist nichts"*.

Bereits im Jahr 1895 hatte Coppen-Jonas pleomorphe (auch „pleiomorphe" = vielgestaltige) Zustandsformen von *Mycobacterium tuberculosis*, zum Teil mit Vakuolen im Inneren von „Fäden", im mikroskopischen Bild beobachtet (nächste Abbildung). Knotenförmige, stark gefärbte Verdickungen (4) wurden als Sporen gedeutet.

Im Jahr 1910 erbrachte A. Fontes (Brasilien), der seine Forschungen auf den Ergebnissen von Carl Spengler (Spengler, 1911), einem Mitarbeiter von Robert Koch, aufbaute, einen weiteren wichtigen Beweis für den Pleomorphismus der Bakterien. Er wies als Erster die Infektiosität bakterienfreier Filtrate von TBC-Bakterienkulturen nach.

In späteren Studien mit Mykobakterien haben auch andere Autoren ein pleomorphes Wachstumsverhalten beobachten können (z.B. H. Kölbel, 1952).
Ebenso beschrieb Harmsen Formen von *Mycobacterium tuberculosis*, die von der schlanken Stäbchenform abwichen: Verzweigungsformen, Granula, säurefeste und nicht-säurefeste

Formen, Mycelbildung, Kernäquivalente und Vakuolenbildung (Harmsen, 1952).

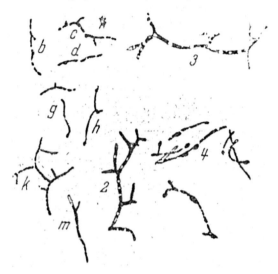

Abb.: Verzweigungsformen von *Mycobacterium tuberculosis* (aus A. Coppen-Jonas, 1895).

Nach neuen Untersuchungen entstehen pleomorphe Bakterienformen in der Kultur unter bestimmten Milieu- und Stressbedingungen sowie zusätzlich in Abhängigkeit von der Wachstumsphase der Bakterien (McMahon et al., 2007 b).

G. Enderlein (Zoologe und Mikrobiologe, Kustos am Zoologischen Museum der Universität Berlin, während des ersten Weltkriegs Mikrobiologe im Dienste der Deutschen Reichswehr in Stettin) berichtete im Jahr 1916 vor der Gesellschaft naturforschender Freunde, Berlin, über seine Forschungsergebnisse, die er während seiner Zeit als Heeresbakteriologe über die Entwicklung von Bakterien erlangt hatte.

Wegen der kriegsbedingten Verhältnisse konnte seine diesbezügliche Monographie erst 1925 herausgegeben werden (Enderlein, 1925). Da er für die Mikrobiologie bisher unbekannte morphologische Gegebenheiten beschrieb, entwickelte er eine neue Terminologie, die jedoch das Verständnis der Abläufe stark erschwerte.

Seit der Entdeckung von *Treponema pallidum*, dem Erreger der Syphilis, im Jahr 1905 haben viele Mikrobiologen vermutet, dass Bakterien „Lebenszyklen" besitzen können, die sich teilweise außerhalb des Wirtes vollziehen (siehe auch Macdonald, 2006).

Mikroben durchlaufen nach Enderlein einen artspezifischen Zyklus, wobei er mit dem Begriff „Cyclogenie" die Wandlung und Wanderung pathogener und apathogener Mikroorganismen durch alle Phasen („Valenzen") bezeichnete.

Sie beginnen unterhalb der Grenze der mikroskopischen Sichtbarkeit (Virusbereich) und verlaufen über die höhervalenten Phasen der Kokken und Stäbchen bis hin zu den „kulminanten" Phasen der Pilze.

Dabei besitzt der Bakterienkern („Mych") eine besondere Bedeutung; dieser war zwar bereits vor Enderlein bekannt, er wurde jedoch in seiner Funktion anders gedeutet.

Nach dem von Enderlein formulierten „anatartischen Grundgesetz" hängt die Valenzsteigerung der Mikroorganismen von dem in Blut und Gewebe vorhandenen Milieu ab, das hauptsächlich durch den pH-Wert charakterisiert ist.

Bakterien können sich entweder auf ungeschlechtlichem Wege durch Teilung oder Sprossung

("Auxanogenie") oder aber auch auf geschlechtlichen Wege nach vorausgegangener Kernverschmelzung ("Probaenogenie") vermehren.

Die geschlechtliche Vermehrung ist nach Enderlein stets die Voraussetzung für eine Auf- oder Abwärtsentwicklung der Phasen.

40 Jahre nach Enderleins Entdeckung erhielt Lederberg 1958 den Nobelpreis für die Entdeckung der Polymorphie und der geschlechtlichen Vermehrung der Bakterien durch Kernverschmelzung (Lederberg, 1958).

Neben der Bezeichnung der unterschiedlichen Entwicklungsphasen von Mikroorganismen wurde von Enderlein der Schimmelpilz *Mucor racemosus Fresenius 1870* als wichtigster Symbiont ("Endobiont") der Warmblüter beschrieben. In seinen niedervalenten Stadien lebt der Endobiont nach Enderlein als physiologischer Regulator, in seinen höhervalenten Formen nimmt er in Abhängigkeit vom umgebenden Milieu einen pathogenen Charakter an.

Eine solche Milieuveränderung mit nachfolgender Endobiose findet sich bei allen chronischen Erkrankungen. Die Endobiose durch höhervalente Formen des *Mucor racemosus* ist besonders durch Stauungserscheinungen gekennzeichnet (z.B. blutbezogene und venöse Erkrankungen, Wunden, Euterödem).

Enderlein fand auch, dass sich die höher valenten, pathogenen Phasen des "Endobionten" unter gleichzeitiger Milieutherapie durch Zuführung niederer valenter Formen kopulativ in ihre apathogenen Phasen zurückführen lassen ("isopathische Therapie").

Diese Vorgänge lassen sich mit Hilfe der Dunkelfeldmikroskopie des vitalen Blutes verfolgen (Schwerdtle u. Arnoul, 1993; Bleker, 1997).

Enderlein's Sichtweise des *Mucor racemosus* als zellulärer Symbiont hat sich nach heutigen Forschungsergebnissen zwar nicht bestätigen lassen, dennoch haben sich die isopathisch-homöopathischen Arzneimittel nach Enderlein über viele Jahrzehnte als Bestandteil einer ganzheitlichen Regulationstherapie sehr bewährt.

Als Urheber der zweiten fakultativ pathogenen, jedoch im Gegensatz zur Mucorsymbiose nicht physiologischen Endobiose erkannte Enderlein den Schimmelpilz *Aspergillus niger van Tieghem*, der in seiner gesamten Polymorphie und phasenbedingten Pathologie als Verursacher des Krebses (Dechow, 1933) und als Erreger der Tuberkulose gilt.

Bereits früher hatten Tissot (1925, nach Enderlein, 1949) und Vaudremer (Institut Pasteur, Paris, 1927) den Tuberkelbazillus in genetische Beziehungen zu Schimmelpilzen der Gattung *Aspergillus* gebracht.

Der Entwicklungszyklus (Cyclode) des *Aspergillus niger* ist nach Enderlein eine Abspaltung aus der Cyclode des *Mucor racemosus*.

Die niedrig valenten Phasen von *Mucor racemosus* und *Aspergillus niger* werden nach Enderlein transplazentar übertragen. Die höher und hoch valenten Phasen des *Aspergillus* haben eine enge Beziehung zum Kalziumstoffwechsel und zur Zellatmung (Citratcyclus), und sie erzeugen beim Warmblüter chronische tuberkulinische Krankheitsbilder „rechts des biologischen Schnittes"

(Reckeweg, 1975 u. 1980), wie z.B. die chronisch-rezidivierende Infektanfälligkeit, chronische, subklinische Euterentzündungen, degenerative Erkrankungen oder Krebs.

Die **„tuberkulinische Konstitution"** (s. S. 113), welche die Phasen der chronischen zellulären Reaktion umfasst, ist nach John H. Allen (1996) die stärkste von allen Krankheitszuständen oder -bedingungen überhaupt.

Nach Enderlein sind die „Basit"-, „Linit"- und „Ascit"-Stadien des *Aspergillus* die Kurz- und Langstäbchen des Tuberkelbakteriums (früher *Sclerothrix tuberculosis Koch 1882* genannt), säurefest und nicht-säurefest, deren Züchtung er in allen Phasen beschrieb (Enderlein, 1959).

Ebenso wie die niedrigvalenten Phasen des *Mucor racemosus* allgemein für die Behandlung von Stauungen im Organismus geeignet sind, lassen sich tuberkulinische Erkrankungen nach Enderlein isopathisch besonders effektiv mit niedrigvalenten Phasen des *Aspergillus niger* behandeln. Da die *Aspergillus*-Cyclode nach Enderlein eine Abspaltung aus der *Mucor*-Cyclode ist, können Arzneimittel aus beiden Cycloden auch kombiniert verabreicht werden.

Einen sehr umfassenden Überblick über das Forschungsgebiet der polymorphen Symbionten vor allem im deutschsprachigen Raum gibt Windstosser (Windstosser, 1995).

Auch in englischsprachigen Ländern wurden vor allem in den letzten 40 Jahren intensive Forschungen zur Pathogenität polymorpher Mikrobenformen durchgeführt (siehe z.B. das First International Symposium on Pleomorphic

Microbes in Health and Disease, 18./19. Juni 1999, Montreal, Canada).

Die bisherigen Untersuchungen zu den Eigenschaften und zur Pathogenität der sog. „Cell Wall Deficient Forms" (CWD, zellwandfreie Formen) wurden von Lida H. Mattman, em. Professorin für Mikrobiologie an der Wayne State University, Detroit, Michigan, zusammengefasst (Mattman, 2001).

Unter dem Begriff „CWD" werden heute die in der Literatur als „L-Formen", „L-Phasen" oder „Spheroplasten" bezeichneten Synonyme subsumiert. Ebenso umfasst CWD den bisherigen Begriff „Protoplast".

Zellwandfreie Bakterienformen werden zwar inzwischen von der naturwissenschaftlichen Forschung anerkannt; sie werden jedoch mit den routinemäßig durchgeführten (tier-)medizinischen Laboruntersuchungen bisher nicht erfasst.

CWD haben besondere Charakteristika, die den klassischen Mikroorganismen fehlen:

- Zerstörung vieler Arten während der Hitzefixierung (Ausnahme: z.B. Mycobakterien, s.u.)
- sie benötigen gewöhnlich Softagar, wachsen unter der Oberfläche und benötigen gealtertes, autoklaviertes Kulturmedium
- sie wachsen typischerweise innerhalb von Erythrozyten
- sie sind oft serophil

- die meisten Arten wachsen am besten in hypertonischem und alkalischem Milieu (pH 7,8 - 8,0)
- CWD sind in der Lage, zu klassischen Bakterienformen (CWC = cell wall competent forms) zu revertieren
- CWD lassen sich nur unter besonderen Bedingungen kultivieren, wobei das Kulturmedium stabilisiert werden muss mit Herzmuskelextrakt, 15% inaktiviertem Pferdeserum und 3,5% NaCl

Folgende Beispiele des intraerythrozytalen Wachstums von CWD beim Menschen seien genannt:

Normal und physiologisch	Staphylokokken, *Bacillus licheniformis* in ca. 30% gesunder Menschen
Sarkoidose	Mycobakterien
Kaposi-Sarkom	Pilze
Nephropathien	lysierte Erythrozyten von 489 Patienten: dieselbe Spezies wie in Harnwegsinfektionen
Idiopathische Hämaturie	Streptokokken-ähnliche Bakterien; im Gegensatz dazu wuchsen bei Kindern mit nephrotischem Syndrom vermehrt Staphylokokken
Systemischer Lupus erythematodes	Bakterien mit Bezug zu Nierenerkrankungen
Morbus Crohn	*Pseudomonas*, Mycobakterien

Autoimmun-erkrankungen	CWD agieren als Haptene und stimulieren die Bildung von hämolysierenden Antikörpern (Beispiel: paroxysmale Kältehämoglobinurie bei Syphilitikern)

Die Bildung von CWD aus Bakterien kann durch unterdrückende Maßnahmen induziert werden. So ist die Entstehung durch Antibiotika <u>in-vitro</u> möglich, z.B.:

Penicilline	Hemmung der Mureinsynthese: *Brucella, Clostridia, E. coli, Haemophilus influenzae, Listeria monocytogenes, Proteus mirabilis, Salmonella gallinarum, S. typhi, Vibrio cholerae, Vitreoscilla*
Streptomycin	Mycobakterien
Sulfonamide	*Staph. aureus*
Kanamycin, Tobramycin, Chloramphenicol	Hemmung der Proteinsynthese, hierdurch Veränderung der Bakterienoberfläche: *E. coli, Klebsiella pneumoniae, Bacillus megaterium, B. polymyxa, Serratia marcescens, Sarcina lutea, Staphylococcus aureus,* Salmonellen, Shigellen, *Proteus*
Aztoreonam	(Monobactam) Oberflächenveränderungen von *E. coli*

Erythromycin	*Staph. aureus* (und mind. 40 andere Makrolidantibiotika, wie Leukomycin, Oleandomycin, Spiramycin, Tylosin)
Tetracycline	*Staph. aureus, E. coli, K. pneumoniae, B. megaterium, B. polymyxa, Serratia marcescens, Serratia lutea*, Salmonellen, Shigellen, *Proteus*

Als ein Beispiel einer in-vivo-Induktion von CWD durch Antibiotika gibt Mattman die antibiotische Behandlung von Euterentzündungen durch *Staphylococcus aureus* bei Kühen an:

- neben den klassischen Bakterienformen wurden auch die CWD von *Streptococcus agalactiae*, *Staphylococcus aureus* und *Corynebacterium pyogenes* als Ursachen der bovinen Mastitis nachgewiesen (Bergmann u. Böckel, 1989)

- nach Behandlung von *Staph. aureus*-Mastitiden mittels Cloxacillin hörte die Ausscheidung von klassischen Kokkenformen innerhalb weniger Tage auf. Hingegen kontaminierten CWD-Formen von *Staph. aureus* die Milch noch über 30 Tage (Sears et al., 1987)

Da nicht nur die klassischen Formen der drei genannten Mastitiserreger euterpathogen sind, sondern auch ihre CWD, ist die Tatsache, dass sie noch über einen solch langen Zeitraum nach einer Antibiotikatherapie mit der Milch ausgeschieden werden, als bedenklich für die Eutergesundheit der betreffenden Kuh und des Bestandes zu werten.

Die möglichen gewebeschädigenden Eigenschaften von zellwandfreien *Staph. aureus* wurden an Ratten nachgewiesen, deren Lungen experimentell mit diesen Bakterien infiziert worden waren (Stoitsova et al., 2000).

Für diese Versuche wurden die zellwandfreien Bakterien aus bronchoalveolären Lavageproben kultiviert. Die Infektionen verursachten in den Lungen Granulome, fokale Fibrosen und eine Zerstörung der alveolären Epithelzellen vom Typ I.

CWD von *Staph. aureus* sind sehr hitzelabil; daher besitzen sie vorwiegend in unerhitzten Lebensmitteln und in den daraus hergestellten Erzeugnissen eine lebensmittelhygienische Bedeutung. Allerdings ist in diesen Substraten das Milieu für eine Vermehrung ungeeignet. Andererseits weist Mattman nach einem Rückruf von ca. hundert Tonnen Butter in Großstädten der U.S.A. wegen eines erhöhten Staphylokokken-Enterotoxingehaltes darauf hin, dass toxinbildende CWD von *Staph. aureus* die Verursacher gewesen sein könnten, da keine klassischen, toxinbildenden Staphylokokken gefunden wurden.

In der Tierhaltung ist heute vor allem die Induktion von pathogenen CWD in-vivo durch Einsatz von Antibiotika ein Problem, weil antibiotikaresistente Mikroorganismen mittlerweile weit verbreitet sind und durch Antibiotika oftmals nicht mehr abgetötet werden können.

Andererseits entziehen sich CWD auf Grund ihrer fehlenden Zellwand dem Immunsystem weitgehend und agieren nurmehr als Haptene.

Daher sind zu ihrer Elimination besondere therapeutische Verfahren, wie die isopathisch-homöopathische Behandlung, erforderlich (Schneider, 1998).

Als Ergebnis der bisherigen Forschungsarbeiten ist festzuhalten, dass

- Mikroorganismen ein polymorphes Erscheinungsbild haben können, von kleinsten viralen Strukturen bis zu Bakterien und Pilzen

- CWD von Mikroorganismen (Staphylokokken und Bazillen) physiologischerweise in den Erythrozyten gesunder Menschen vorkommen

- zellwandfreie Formen in-vitro und in-vivo unter bestimmten Milieuverhältnissen vorkommen und in-vivo pathogen sein können

- CWD pathogener Arten innerhalb der Erythrozyten parasitieren und dass sie z. T. dunkelfeldmikroskopisch im vitalen Blut erkennbar sind

- unterdrückende Maßnahmen bei Erkrankungen insbesondere durch Antibiotikatherapie zur Entwicklung von CWD führen können

- zellwandfreie Formen von Mycobakterien die Träger der tuberkulinischen Konstitution sein können

- CWD zu klassischen Bakterienformen (CWC) revertieren können, nach Enderlein also ihre Cycloden in beide Richtungen durchlaufen können

- pathogene Formen von Mikroorganismen durch ihre apathogenen, regulatorischen Formen unschädlich gemacht werden können

Charakterisierung des Milieus, unter dem sich CWD vermehren

Unter dem Milieu der Gewebe wird das Zelle-Milieu-System verstanden, wie es von Pischinger in seinen Eigenschaften beschrieben wurde (Pischinger, 1990).

Milieuveränderungen lassen sich auf verschiedenen Ebenen charakterisieren, wie z.B. mikroskopisch mit Hilfe der Dunkelfeldmikroskopie oder auf elektromagnetischer Ebene mit Hilfe der Bioelektronik nach dem französischen Hydrologen Prof. Louis-Claude Vincent (BEV).

Im dunkelfeldmikroskopischen Bild des nativen Blutes zeigen sich u.a. Formveränderungen der Erythrozyten bis hin zu stechapfelähnlichen Formen und veränderte morphologische Strukturen innerhalb und außerhalb der Erythrozyten. Die dunkelfeldmikroskopische Untersuchung erfordert ein Spezialmikroskop.

Wie bereits vor über 100 Jahren bekannt, ist der wichtigste Milieuparameter das pH (Worlitschek, 1996).

Das pH stellt das Ionenpotential für Azidität und Alkalinität dar, und es ist der „magnetische Faktor" nach Vincent. Das pH beträgt im arteriellen Blut 7,40 - 7,45, im kapillären Blut 7,35 - 7,40 und im venösen Blut 7,30 - 7,35.

Ein durchschnittliches Blut-pH von 7,20 wurde von Vincent als normal angesehen, es wird heutzutage jedoch kaum noch erreicht.

Auf Grund regulatorischer Wechselwirkungen verhält sich das pH des Blutes umgekehrt zum pH der Gewebe, d.h. ein Blut-pH von 7,5 entspricht einem Gewebe-pH von ca. 5,5.

Nach Enderlein entwickelt sich der Endobiont im Blut bei einem alkalischen pH zwischen 7,20 - 7,50.

Ein weiterer wichtiger Milieuparameter ist das Redoxpotential. Die Bedeutung dieses Parameters wurde von dem amerikanischen Arzt W.F. Koch entdeckt (Koch, 1981). Koch war Physiologe und Pathologe, und er war zwischen 1919 und 1949 Direktor der Koch-Krebs-Klinik in den U.S.A.

Er führte in die Krebsbehandlung und auch in die Behandlung von Euterentzündung (insbesondere von solchen, die durch *Staph. aureus* verursacht werden) die Behandlung mit homöopathisch aufbereiteten (D6 oder D9) Carbonylgruppen-haltigen Substanzen (z.B. Glyoxale, Chinone) ein.

Koch nahm an, dass Viren und Antibiotika als Pathogene im Stoffwechsel verankert würden, indem sie mit Aminogruppen von z.B. Kreatinin reagierten und Polymere bildeten, die vor allem die Funktion der Atmungskette beeinträchtigten. Er vermutete, dass die so erzeugte Hypoxie der Grund für die Entstehung von Krebs und anderen Erkrankungen sei.

Daher entwickelte Koch homöopathische Präparate mit einem hohen Redoxpotential, um diese Hypoxie zu überwinden und die Verankerung der Pathogene zu beseitigen.

Der von Koch postulierte Wirkungsmechanismus seiner Präparate ließ sich bis heute nicht verifizieren, jedoch konnten Mäkinen u. Mäkinen (1982) in einem biologischen System zeigen, dass die Substanz Methylglyoxal - neben Glyoxal das wichtigste von Koch angewandte Arzneimittel - photoverstärkende Eigenschaften besitzt, und zwar bei einer Wellenlänge von 300nm.

Seit langem ist bekannt, dass wesentliche Stoffwechselvorgänge unter Emission von Lichtquanten stattfinden. Früher nahm man an, dass dies lediglich eine Begleiterscheinung chemischer Vorgänge sei, jedoch wurde von dem deutschen Physiker Popp mit großem technischen Aufwand nachgewiesen, dass Photonen bei der Kommunikation zwischen Zellen von großer Bedeutung sind (Popp et al., 1992). Das von lebenden Zellen in Form von Biophotonen emittierte Licht ist sehr schwach (ultraschwache Lumineszenz). Es zeigt jedoch im gesunden Organismus eine sehr hohe Kohärenz ähnlich einem Laser und besitzt eine hohe Resonatorgüte.

Die Kommunikation durch Licht zwischen zwei Zwiebelwurzeln hatte Gurwitsch bereits in den zwanziger Jahren des letzten Jahrhunderts beobachtet. Reiter u. Gabór aus dem Forschungslabor des Siemens-Konzerns in Berlin wiesen daraufhin 1928 nach, dass die Wellenlänge dieser Kommunikationsstrahlung im Ultravioletten exakt bei 338 nm liegt.

Von besonderer Bedeutung war, dass sich diese Strahlung mit einer Bestrahlung mit schwachem Licht mit einer Wellenlänge von 300nm antagonisieren ließ, genau dieselbe, bei der auch

Mäkinen und Mäkinen biologische Eigenschaften gefunden hatten.

Unter Berücksichtigung der Photonenforschung ist anzunehmen, dass die Verabreichung Koch's homöopathischer Arzneimittel die Zellen zu einer verstärkten Lichtabgabe veranlasst und somit entscheidend zur Wiederherstellung der Regulationsfähigkeit des Organismus beiträgt.

Neben einer Abwandlung des Redoxpotentials zu einem „elektrischen Faktor rH_2" (rH_2 = 2 x pH + 30 x E [Elektronenpotential in mV]) führte Vincent schließlich als dritten wesentlichen Milieuparameter die Leitfähigkeit, bzw. ihren Kehrwert, den spezifischen elektrischen Widerstand r [Ω], ein (Elmau, 1985).

Wie pH und rH_2 diente r ursprünglich der Beurteilung der Güte von Wasser; es zeigte sich jedoch bald, dass sich diese drei Messgrößen auch gut zur Beurteilung biologischer Substrate eignen.

Vincent erweiterte die Milieubeurteilung auf die gleichzeitige Messung der Parameter in Blut, Speichel und Urin.

Mit Hilfe der Parameter pH und rH_2 lassen sich für das Blut vier mögliche Bereiche des biologischen Milieus angeben (Elmau, 1985):

I. sauer – reduziert
II. sauer – oxidiert
III. alkalisch – oxidiert
IV. alkalisch – reduziert.

Der Bereich III (stark alkalisch, stark oxidiert und darüber hinaus hypertonisch) bezeichnet das Milieu der sog. **„tuberkulinischen Konstitution"**.

Es ist der Bereich der chronischen Erkrankungen, in dem sich nach Mattman CWD bevorzugt vermehren; er ist durch starken zellulären Stress und damit durch eine erhöhte Freisetzung von freien Radikalen gekennzeichnet und disponiert nach Vincent zu chronischen Viruserkrankungen, degenerativen Prozessen und Krebs.

Kürzlich wurde an der Universität Göttingen mit dem „Goettingen Living Test" (GLT) ein indirektes Testverfahren entwickelt, mit dem beim lebenden Rind die Empfänglichkeit für BSE nachgewiesen werden kann.

Dieser unspezifische Test nutzt den Nachweis zirkulierender Nukleinsäuren im Blut als Parameter für einen extremen oxidativen Zellstress. Dieses Testverfahren wird daher erfolgreich auch zur Früherkennung von Krebserkrankungen beim Menschen eingesetzt (Bremnes et al., 2005).

Wichtigster Einflussfaktor für Milieuveränderungen in Blut und Geweben ist die Ernährung, bzw. bei Tieren das Missverhältnis zwischen Fütterung und Leistung.

Weiterhin besitzen pflanzliche Futtermittel durch den Anbau auf ausgelaugten Böden heute vielfach einen Gehalt an natürlichen Nährstoffen, der nur noch einen Bruchteil desjenigen von vor einigen Jahrzehnten beträgt.

Aus Erkenntnissen der Humanernährung ergibt sich, dass nachträglich der Nahrung zugesetzte Mineralien und Vitamine nicht die gleiche Verfügbarkeit besitzen wie natürlich enthaltene (Kollath, 1967).

Da ca. 80% des immunologisch aktiven Gewebes des Körpers im Bereich des Darmes zu finden sind, hat das veränderte Milieu unmittelbare Einwirkungen auf das Immunsystem zur Folge. Aus der Humanmedizin ist weiterhin bekannt, dass insbesondere unterdrückende therapeutische Maßnahmen und Schutzimpfungen (Reckeweg, 1975; Elmau, 1985) das Milieu so nachhaltig verändern können, dass sie den Stoffwechsel in die chronisch-entzündliche Konstitution treiben.

So können bei Hochleistungskühen Fütterungsfehler und daraus resultierend Stoffwechsel-Dysregulationen am Ende der ineinandergreifenden Wirkungskette das Auftreten von Mastitiden begünstigen (DVG, 1994; Wendt et al., 1998).

Im Rahmen dieser Dysregulationen kommt es zu Verschiebungen des Milieus in den Körpergeweben, wodurch die Vermehrung pathogener Mikroorganismen und die Entwicklung von CWD stark gefördert werden kann. Diese Veränderung hat u.a. zur Folge, dass euterpathogene *Staphylococcus aureus* zwar durch neutrophile Granulozyten phagozytiert werden; die Bakterien werden zum großen Teil jedoch nicht abgetötet, sondern sie leben als intakte Organismen in den Phagozyten weiter (Craven et al., 1986; Mayer et al., 1988).

Durch ihre besondere Enzymausstattung sind *Staph. aureus* darüber hinaus in der Lage, in die Tiefe des Eutergewebes abzuwandern, wo sie für konventionelle Arzneimittel nur noch schwer erreichbar sind.

Beziehungen zwischen zellwandfreien Bakterienformen, (Para-) Tuberkulose, Morbus Crohn und BSE

Mittlerweile leiden in den Milchviehherden in den westlichen Ländern über 50% der Kühe auf mindestens einem Euterviertel an einer subklinischen Euterentzündung. Dabei ist auf Grund der immer höheren Milchleistung und der damit immer stärker beanspruchten Stoffwechselleistung besonders *Staphylococcus aureus* beteiligt, der sich unter diesen Milieubedingungen sehr wohl fühlt.

Ein sehr häufig eingesetztes Antibiotikum zur Behandlung von Entzündungen des Euters und anderer Organe ist Streptomycin. Dieser Wirkstoff wurde seit den Untersuchungen von Feldman u. Hinshaw (1944) ursprünglich zur Behandlung der humanen und bovinen Tuberkulose entwickelt.

Streptomycin und andere häufig angewandte Antibiotika besitzen als toxische Nebenwirkung eine Schädigung des 8. Gehirnnerven in seiner Peripherie. Der Nerv versorgt das Gleichgewichtsorgan und das Innenohr und mündet in das Stammhirn.

Dieser entwicklungsgeschichtlich älteste Teil des Gehirns ist für die autonomen Vorgänge verantwortlich, wie Steuerung von Atmung, Blutkreislauf und koordinierter Bewegung, und er ist direkt oder indirekt mit allen Teilen des Zentralnervensystems verbunden.

Wegen der sehr schwierigen Behandlung von chronischen Euterentzündungen wurden und werden sehr große Mengen von Streptomycin auch vorbeugend über lange Zeit eingesetzt.

Als Folge kann nicht nur das Gleichgewichtsorgan, sondern auch das Stammhirn der behandelten Tiere in Mitleidenschaft gezogen werden.

Aus Untersuchungen an Chinchillas ist nämlich bekannt, dass periphere Schädigungen des 8. Gehirnnerven degenerative Veränderungen des Stammhirns zur Folge haben können (Morest et al., 1997).

Eine weitere, sehr schwerwiegende Wirkung von Streptomycin ist seine Wirkung auf die Zellwand von Mycobakterien (*Mycobacterium tuberculosis* und *M. avium paratuberculosis = MAP*), den Erregern der Tuberkulose (auch bei Menschen) und Paratuberkulose des Rindes. Beide Erkrankungen verlaufen oft tödlich.

Unter der Einwirkung von Streptomycin werden die Mycobakterien wegen ihrer Antibiotikaresistenz z.T nicht abgetötet, sondern es entstehen dann ihre zellwandfreien Formen (Mattman, 2001, Michailova et al., 2005), die das Immunsystem der Tiere nicht mehr ausreichend erkennen kann (siehe hierzu auch den Artikel von Hines u. Styer, 2003).

Auch bezüglich der konventionellen Therapie der in China weit verbreiteten Tuberkulose bei Menschen weisen Wang u. Chen (2001) ausdrücklich darauf hin, dass zellwandfreie Formen von Mycobakterien erst durch die antituberkulösen Medikamente selbst induziert werden können und dann entsprechend berücksichtigt werden müssen.

„Heteroresistente" Stämme von *Mycobacterium tuberculosis* zeigten in einer Untersuchung von Michailova et al. (2005) einen ausgeprägten

Pleomorphismus, wobei diejenigen Bakterien, die resistent gegenüber Streptomycin und Isoniazid waren, neben der klassischen Form hauptsächlich in atypischer, granulärer, zellwandfreier Form vorlagen.

Die Paratuberkulose scheint sich schnell zu der Erkrankung des neuen Jahrtausends zu entwickeln (Broxmeyer, 2004).

Sie ist mittlerweile bei Rindern in den „zivilisierten" Ländern sehr weit verbreitet. Nach „Animal Health Online" ist z.B. in Österreich inzwischen jeder fünfte Rinderbetrieb von Paratuberkulose betroffen.

In einem mit MAP infizierten Bestand können die Bakterien von einem Tier auf ein anderes übertragen werden, wie von Rind auf Rind oder von Rind auf Katze (Palmer et al., 2005). Inzwischen wurden MAP auch bei an chronischem Durchfall erkrankten Hunden nachgewiesen.

Die Paratuberkulose hat enge Beziehungen zum Morbus Crohn des Menschen (siehe auch die Arbeiten von Sechi et al., 2005, Nakase et al., 2006 und Nacy u. Buckley, 2008).

Epidemiologen haben inzwischen genügend Daten gesammelt, um den Zusammenhang zwischen Morbus Crohn und MAP zu belegen.
Neue Untersuchungen konnten zeigen, dass eine Veränderung des "CARD15-Gens" bei Menschen und Rindern zu einer erhöhten Empfänglichkeit gegenüber diesen Mycobakterien führt (Pinedo et al., 2009).

Mittlerweile ist zur Gewissheit geworden, dass Mykobakterien bei der Entstehung von Morbus Crohn maßgeblich beteiligt sind.

Aus naturheilkundlicher Sicht ist die Paratuberkulose, wie die Tuberkulose auch, eine typische **„Licht- bzw. Lebensenergiemangelkrankheit"** (Alexander Spengler, 1827 - 1901; berühmter deutscher Tuberkuloseforscher, dessen Sohn Carl später Mitarbeiter von Robert Koch wurde).

Ebenso erhöht ein Mangel an Sonnenlicht das Risiko an Lungenkrebs zu erkranken; aus naturheilkundlicher Sicht ist Lungenkrebs eine typische Erkrankung der tuberkulinischen Konstitution.

Normalerweise sind Bakterien hitzelabil, d.h. sie werden bei Temperaturen über 72°C abgetötet.

Diese Hitzeempfindlichkeit gilt jedoch nicht unbedingt für Mycobakterien. Untersuchungen mit MAP an der Bundesanstalt für Milchforschung, Kiel, haben nämlich gezeigt, dass diese Bakterien auch wesentlich höhere Temperaturen überleben können (Hammer et al., 2000).

Kürzlich ist es tschechischen Wissenschaftlern von der Abteilung für Mikrobiologie des Veterinärmedizinischen Forschungsinstituts in Brno offensichtlich gelungen, lebensfähige Bakterien der Art *Mycobacterium avium paratuberculosis* in Babymilchpulver nachzuweisen.

Sie fanden die Bakterien in 25 (49%) von 51 Milchpulverproben von sieben Herstellern aus sechs europäischen Ländern (Hruska et al., 2005). MAP wurden ebenfalls in Käse aus Griechenland und Tschechien nachgewiesen (Ikonomopoulos et al., 2005).

Aus den genannten Untersuchungsergebnissen erscheint es darüber hinaus sehr wahrscheinlich, dass auch die spongiforme Enzephalopathie des Rindes (BSE), eine degenerative Erkrankung des

Stammhirnes der Tiere, ihre Ursache primär in einer Milieuverschiebung im Bereich des Gehirns, bedingt durch Überlastung und toxische Einflüsse hat.

In der Folge dieser Milieuverschiebung können sich die Erreger von Infektionskrankheiten, wie Tuberkulose und Paratuberkulose, in atypischer zellwandfreier Form ungehindert ausbreiten.

Die mangelhafte Erhitzung von Tierkörpermehl und seine Verfütterung an Wiederkäuer ist darüber hinaus ein ideales Instrument für die Verbreitung von Mycobakterien.

Es ist deshalb nicht überraschend, dass die getilgt geglaubte Tuberkulose vor einiger Zeit wieder in Rinderbeständen in Bayern und Niedersachsen ausgebrochen ist.

Interessanterweise wurde im Gehirn von Menschen, die an den degenerativen „Prionenkrankheiten" Creutzfeldt-Jakob-Disease (CJD) und Gerstmann-Sträussler-Scheinker-Syndrom (GSS) gestorben waren, eine positive Reaktion zwischen einem Antiserum gegen das Prionenprotein (PrP) 27-30 in den Amyloidplaques und *Aspergillus* gefunden (Peiffer et al., 1992).

Broxmeyer (Broxmeyer, 2004) fragt daher "Is mad cow disease caused by a bacteria?", und er stellt fest:

*"There is no known disease which better fits into what is occurring in Mad Cow and the spongiform enchephalopathies than **bovine tuberculosis** and its blood-brain barrier penetrating, virus-like, cell-wall-deficient forms".*

Wie neue Untersuchungen zeigen, sind Eiweißablagerungen darüber hinaus nicht unbedingt nötig, um BSE auszulösen (Barron et al., 2007), und die Bildung von PrP-Amyloid ist kein zuverlässiger Marker für die BSE-Infektiosität (Piccardo et al., 2007).

Therapie zellwandfreier Bakterienformen

Unter den heutigen Produktionsbedingungen ist eine ganzheitliche tierärztliche Bestandsbetreuung, bei der auch die Prinzipien der Unterstützung der Selbstheilungskräfte der Tiere zur Überwindung von subklinischen Euterentzündungen und anderen chronischen Krankheiten genutzt werden, unabdingbar. Naturheilverfahren sind hierbei offenbar mindestens ebenso wirksam wie antibiotische Therapien, ohne allerdings deren Nachteile zu besitzen (Böhmer u. Schneider, 1999).

Mit Hilfe einer ganzheitlichen Therapie kann das Körpermilieu der erkrankten Tiere normalisiert werden, und zellwandfreie Bakterienformen können aus dem Körper ausgeleitet werden (Schneider, 2001).

Werden in unvermeidbaren Fällen Arzneimittel eingesetzt, von denen bekannt ist, dass sie das physiologische Milieu von Blut und Geweben beeinträchtigen können, wie Antibiotika, Chemotherapeutika oder Impfstoffe, sollten die entstandenen Schäden durch geeignete Maßnahmen, wie eine zusätzliche naturheilkundliche Therapie (Schneider, 1999), möglichst gering gehalten werden.

Besonders der prophylaktische und ungezielte Einsatz von Antibiotika z.B. beim Trockenstellen von Kühen sollte wegen der möglichen Induktion von pathogenen CWD nur noch mit äußerster Zurückhaltung durchgeführt werden.

Zusammenfassung

Bereits vor über 100 Jahren war bekannt, dass es im warmblütigen Organismus zellwandfreie Formen von Bakterien gibt, die eine wichtige Funktion zur Regulation physiologischer Vorgänge, aber auch bei der Pathogenese vor allem chronischer Krankheiten besitzen.

Zellwandfreie Formen pathogener Bakterienarten (CWD) können innerhalb der Erythrozyten und Leukozyten parasitieren und entziehen sich auf Grund ihrer fehlenden Zellwand dem Immunsystem weitgehend.

Nachdem diese Erkenntnis in der Human- und Tiermedizin über viele Jahrzehnte nahezu unbeachtet blieb, zeigen neuere Untersuchungen, dass CWD von pathogenen Bakterienarten in-vivo induziert werden können.

Hierbei besitzt die Therapie mittels Antibiotika eine große Bedeutung. CWD werden mit der Milch ausgeschieden und bedeuten in Rohmilch und unerhitzten Erzeugnissen aus Rohmilch, aber nach neueren Untersuchungen offenbar auch in erhitzter Milch und ihren Erzeugnissen möglicherweise ein Risiko für den Verbraucher.

Mit Hilfe von Naturheilverfahren können pathogene CWD regulativ beseitigt werden.

Literatur

Allen, J.H.: Die chronischen Krankheiten - die Miasmen. (deutsche Übersetzung durch Renée von Schlick), 3. Auflage, Renée von Schlick, 1996

Arnoul, F.: Der Schlüssel des Lebens - Heilung durch die biologische Therapie nach Professor Dr. Enderlein. Reichl, 1998

Barron RM, S.L. Campbell, D. King, A. Bellon, K.E. Chapman, R.A. Williamson u. J.C. Manson: High titres of TSE infectivity associated with extremely low levels of PrPSc in vivo. J Biol. Chem. 282(49): 35878-35886, 2007

Béchamp, A.: The blood and its third element. Englische Übersetzung aus dem Französischen durch M.A. Leverson, Kessinger Publishing Company, Montana, U.S.A., 1912

Bergmann, V.A. u. K. Böckel: Zur Diagnostik der L-Formen der Bakterien aus Mastitiden. Mh. Vet. Med. 44, 98-101, 1989

Bleker, M.-M.: Blutuntersuchung im Dunkelfeld nach Prof. Dr. Günther Enderlein. 2. Auflage, Semmelweis, 1997

Böhmer, N. u. P. Schneider: Die isopathisch-homöopathische Mastitisbehandlung - Beispiel einer praktischen Anwendung. Ganzheitliche Tiermedizin 13, 80-82, 1999

Bremnes, R.M., R. Sirera u. C. Camps: Circulating tumour-derived DNA and RNA markers in blood: a tool for early detection, diagnostics, and follow-up? Lung Cancer 49(1), 1-12, 2005

Broxmeyer, L.: Is mad cow disease caused by a bacteria? Med. Hypotheses, 63(4), 731-739, 2004

Broxmeyer, L. u. A. Cantwell: AIDS: "it's the bacteria, stupid!". Med. Hypotheses 71(5): 741-748, 2008

Coppen-Jonas, A.: Über die Morphologie und systematische Stellung des Tuberkelpilzes und über die Kolbenbildung bei Aktinomykose und Tuberkulose. Zbl. Bakter. I Orig. 17: 1; 70, 1895

Craven, N., M.R. Williams, T.R. Field, K.J. Bunch, S.J. Mayer u. F.J. Bourne: The influence of extracellular and phagolysosomal pH changes on the bactericidal activity of bovine neutrophils against Staphylococcus aureus. Vet. Immunol. Immunopathol. 13, 97-110, 1986

Dechow, H.: Der Krebserreger ein Aspergillus. Archiv f. Entwicklungsgeschichte der Bakterien, 1 (2), 125-142, 1933

Dell'Era S., C. Buchrieser, E. Couvé, B. Schnell, Y. Briers, M. Schuppler u. M.J. Loessner: Listeria monocytogenes L-forms respond to cell wall deficiency by modifying gene expression and the mode of division. Mol. Microbiol. 73(2):306-322, 2009

DVG- (Deutsche Veterinärmedizinische Gesellschaft) Sachverständigenausschuß „Subklinische Mastitis" der Fachgruppe Milchhygiene: Leitlinien zur Bekämpfung des Mastitis des Rindes als Bestandsproblem. 3. Auflage, 1994

Elmau, H.: Bioelektronik nach Vincent und Säuren-Basen-Haushalt in Theorie und Praxis. Haug, 1985

Enderlein, G.: Bakterien-Cyclogenie. Prolegomena zu Untersuchungen über Bau, geschlechtliche und ungeschlechtliche Fortpflanzung und Entwicklung der Bakterien. Walter de Gruyter & Co, Berlin, 1925; Nachdruck 1981 erschienen bei Semmelweis

Enderlein, G.: Über die potenzierte Vaccinebehandlung der Tuberkulose. Immunobiologica 1 (2), 33-36, 1949

Enderlein, G.: Akmon - Bausteine zur Vollgesundheit und Akmosophie. Bd. I-III, Ibica, 1955, 1957, 1959

Feldman, W.H. u. H.C. Hinshaw: Effects of streptomycin on experimental tuberculosis in guinea pigs. A preliminary report. Proc. Staff Meet., Mayo Clin. December 24, 19, 593-599, 1944

Hammer, P., C. Kiesner u. P. Teufel: Bedeutung der Hitzeresistenz von Mycobacterium paratuberculosis für pasteurisierte Milch. Forschungsreport Ernährung – Landwirtschaft – Forsten 2/2000 (Heft 22)

Harmsen, H.: Zur Morphologie der Erreger der Tuberkulose, Klinische Wochenschrift 30, 817-819, 1952

Hines M.E. 2nd u. E.L. Styer: Preliminary characterization of chemically generated Mycobacterium avium subsp. paratuberculosis cell wall deficient forms (spheroplasts). Vet. Microbiol. 95(4), 247-258, 2003

Hruska K, M. Bartos, P. Kralik u. I. Pavlik: Mycobacterium avium subsp. paratuberculosis in powdered infant milk. Abstract, 8th International Colloquium on Paratuberculosis, Copenhagen, Denmark: August 14-17, 2005

Ikonomopoulos J., I. Pavlik, M. Bartos, P. Svastova, W.Y. Ayel, P. Roubal, J. Lukas, N. Cook u. M. Gazouli: Detection of Mycobacterium avium subsp. paratuberculosis in retail cheeses from Greece and the Czech Republic. Appl. Environ. Microbiol. 71(12): 8934-8936, 2005

Koch, W.F.: Das Überleben bei Krebs- und Viruskrankheiten – das Schlüsselprinzip ihrer Heilbarkeit. Haug, 2. Auflage, 1981

Kölbel, H.:Untersuchungen am *Mycobacterium tuberculosis*. Säurefestigkeit, Vermehrung und Granulation. Zschr. Hygiene 133: 45, 1952

Kollath, W.: Die Ernährung als Naturwissenschaft. Haug, 1967

Lederberg, J., U.S.A., Wisconsin University, Madison, WI, geb. 1925: Nobelpreis 1958: "for his discoveries concerning genetic recombination and the organization of the genetic material of bacteria"

Macdonald, A.B..: A life cycle for Borrelia spirochetes? Med. Hypotheses, 2006 May 19

Mäkinen, K.K. u. P. L. Mäkinen: Dependence of the dicarbonyl-sensitized photoinactivation of lactoperoxidase on irradiation wavelength. FEBS Lett. 137: 276-278, 1982

Mattman, L.H.: Cell Wall Deficient Forms - Stealth Pathogens. CRC Press, 3. Auflage, 2001

Mayer, S.J., A.E. Waterman, P.M. Keen, N. Craven u. F.J. Bourne: Oxygen concentration in milk of healthy and mastitic cows and implications of low oxygen tension for the killing of Staphylococcus aureus by bovine neutrophils. J. Dairy Res. 55, 513-519, 1988

McMahon M.A., I.S. Blair, J.E. Moore u. D.A. McDowell: Habituation to sub-lethal concentrations of tea tree oil (Melaleuca alternifolia) is associated with reduced susceptibility to antibiotics in human pathogens. J. Antimicrob. Chemother. 59(1): 125-127, 2007 a

McMahon M.A., D.A. McDowell u. I.S. Blair: The pattern of pleiomorphism in stressed Salmonella Virchow populations is nutrient and growth phase dependent. Lett. Appl. Microbiol. 45(3): 276-281, 2007 b

Michailova L, V. Kussovski, T. Radoucheva, M. Jordanova, W. Berger, H. Rinder u. N. Markova: Morphological variability and cell-wall deficiency in mycobacterium tuberculosis 'heteroresistant' strains. Int. J. Tuberc. Lung. Dis. 9(8), 907-914, 2005

Morest, D.K., Kim, J. u. Bohne, B.: Neuronal and transneuronal degeneration of auditory axons in the brain stem after cochlear lesions in the chinchilla: cochleotopic and non-cochleotopic patterns. Hearing Res. 102:151-168, 1997

Nacy, D. u. M. Buckley: Mycobacterium avium paratuberculosis: Infrequent Human Pathogen or Public Health Threat?, Report der American Academy of Microbiology, August 2008

Nakase H., A. Nishio, H. Tamaki, M. Matsuura, M. Asada, T. Chiba u. Okazaki K.: Specific antibodies against recombinant protein of insertion element 900 of Mycobacterium avium subspecies paratuberculosis in Japanese patients with Crohn's Disease. Inflamm. Bowel. Dis. 12(1): 62-69, 2006

Palmer M.V., W.C. Stoffregen, J.G. Carpenter, J.R. Stabel: Isolation of Mycobacterium avium subsp paratuberculosis (Map) from feral cats on a dairy farm with Map-infected Cattle. J. Wildl. Dis. Jul;41(3): 629-635, 2005

Peiffer, J., J. Doerr-Schott. u. J. Tateishi: Immunohistochemistry with anti-prion protein 27-30 gives reactions with fungi [Correspondence]. Acta Neuropathologica 84, No. 3 , pp. 346-347 , En , 16 ref., 1992

Piccardo P, J.C. Manson, D. King, B. Ghetti u. R.M. Barron: Accumulation of prion protein in the brain that is not associated with transmissible disease. Proc Natl Acad Sci U S A. 104(11): 4712-4717, 2007

Pinedo P.J., C.D. Buergelt, G.A. Donovan, P. Melendez, L. Morel, R. Wu, T.Y. Langaee u. D.O. Rae: Association between CARD15/NOD2 gene polymorphisms and paratuberculosis infection in cattle. Vet. Microbiol. 134(3-4):346-52, 2009

Pischinger, A.: Das System der Grundregulation - Grundlagen für eine ganzheitsbiologische Theorie der Medizin. Haug, 8. erw. Auflage, 1990

Popp, F.A., K.H. Li u. Q. Gu: Recent Advances in Biophoton Research and its applications, World Scientific, 1992

Prusiner, S. B., U.S.A., University of California, School of Medicine, San Francisco, CA, geb. 1942: Nobelpreis 1997: "for his discovery of prions - a new biological principle of infection"

Rau, Th.: Isopathie: Milieukorrektur und Sanum-Therapie. Workshop, Semmelweis, 1998

Reckeweg, H.-H.: Homotoxikologie - Ganzheitsschau einer Synthese der Medizin. Aurelia, 1975

Reckeweg, H.-H.: Krebsprobleme. Aurelia, 2. erg. Auflage, 1980

Schneider, P.: Behandlung von Euterentzündungen des Rindes mit isopathisch-homöopathischen Arzneimitteln – Eine Einführung. Ganzheitliche Tiermedizin 3/98, 111-114, 1998

Schneider, P.: Die isopathisch-homöopathische Therapie - eine gute Möglichkeit, zur Überwindung des Therapieengpasses bei Tieren, die der Gewinnung von Lebensmitteln dienen. Amtstierärztlicher Dienst und Lebensmittelkontrolle 6, 103-105, 1999

Schneider, P.: SANUKEHL-Präparate zur Ausleitung zellwandfreier Bakterienformen. SANUM-Post 54, 2-6, 2001

Schwerdtle, C. u. F. Arnoul: Einführung in die Dunkelfelddiagnostik - die Untersuchung des Nativblutes nach Prof. Dr. Günther Enderlein. Semmelweis, 1993

Sears, P.M., M. Fettinger u. J. March-Salin: Isolation of L form variants after antibiotic treatment in *Staphylococcus aureus* bovine mastitis. J. Am. Vet. Med. Assoc. 191, 681-684, 1987

Sechi L.A., A.M. Scanu, P. Molicotti, S. Cannas, M. Mura, G. Dettori, G. Fadda u. S. Zanetti: Detection and isolation of Mycobacterium avium subspecies paratuberculosis from intestinal mucosal biopsies of patients with and without Crohn's Disease in Sardinia. Am. J. Gastroenterol. 100(7), 1529-1536, 2005

Spengler, C.: Tuberkulose- und Syphilis-Arbeiten. H. Erfurt, Davos, 1911

Stoitsova S., L. Michailova, N. Markova, I. Dimova, M. Jordanova u. K. Dilova: Cell-wall-deficient forms of Staphylococcus aureus as lung pathogens: an ultrastructural study. Folia Microbiol. (Prag) 45(4), 359-363, 2000

Vaudremer, A.: Le bacille tuberculeux; études bactériologiques, cliniques et thérapeutiques. Presses Universitaires de France, Paris, 1927

Wang, H. u. Z. Chen: Observations of properties of the L-form of M. tuberculosis induced by the antituberculosis drugs. Zhonghua Jie He He Hu Xi Za Zhi. 24(1), 52-55, 2001 (chinesisch)

Wendt, K., K.-H. Lotthammer, K. Fehlings u. M. Spohr: Handbuch Mastitis. Kamlage, 1998

Windstosser, K.K.: Polymorphe Symbionten in Blut und Körpergewebe als potentielle Kofaktoren des Krebsgeschehens. Semmelweis, 1995

Worlitschek, M.: Praxis des Säure - Basen - Haushaltes. Grundlagen und Therapie. Haug, 1996

Zhong M, X. Zhang, Y. Wang, C. Zhang, G. Chen, P. Hu, M. Li, B. Zhu, W. Zhang u. Y. Zhang: : An interesting case of rifampicin-dependent/-enhanced multidrug-resistant tuberculosis. Int. J. Tuberc. Lung Dis. 14(1):40-44, 2010

Ursache und Therapie chronischer Krankheiten aus naturheilkundlicher Sicht

Der Organismus von Menschen und Tieren ist ein perfektes, sich selbst regulierendes und sich selbst regenerierendes System, das sich während der Jahrmillionen dauernden Evolution optimal an die Lebensbedingungen auf der Erde angepasst hat.

Sogar im Alter haben wir unsere Gesundheit weitgehend selbst in der Hand; schließlich sind Alterungsprozesse nur zu einem Viertel durch die Gene bestimmt (DIE WELT vom 23. April 2005).

Krankheit als Schöpfungskonflikt

Krankheiten können hauptsächlich entstehen, wenn die Schöpfungsenergie auf ihrem Weg von oben nach unten blockiert wird. Die Energie wird dann automatisch in die horizontale Richtung geleitet.

Bei länger bestehender Blockade wird die in die Peripherie geleitete Energie schließlich teilweise vom Wirt abgetrennt, und es entsteht ein (Schöpfungs-) Konflikt. Er führt sozusagen ein Eigenleben, weil er der Gesamtregulation nicht mehr unterworfen ist. Gleichzeitig bezieht er jedoch über eine „energetische Nabelschnur" nach wie vor seine Energie aus dem Wirtsorganismus und schwächt ihn.

Die Hauptursache von Krankheiten entsteht jedoch dadurch, dass in die Lücke, die die abgeschnürte Konfliktenergie im Wirtskörper hinterlassen hat, fremde Energien eindringen können. Diese Energien können so stark werden, dass sie die gesamte Regulation des Wirtsorganismus beeinträchtigen.

Sehr deutlich wird dieses Phänomen bei Konflikten auf der materiellen Ebene, wenn bei einer Störung der Funktion und Struktur der Zellen („zelluläre Dysbiose") fremde, pathogene Bakterien und/oder Viren einwandern und z.b. Entzündungen hervorrufen.

Die Konfliktentstehung kann bei Menschen auf allen fünf, bei Tieren auf ihren drei Existenzebenen stattfinden. Je höher eine andauernde Schöpfungsblockade sitzt, desto mehr wird der gesamte Organismus von Krankheit betroffen. Für die Konflikte auf den fünf verschiedenen Daseinsebenen ergeben sich folgende Möglichkeiten:

Geistige Ebene	Freiheitskonflikt, Entstehung eines „geistigen Schattens" (Angst vor sich selbst)
Mentale Ebene	Entstehung einer „dissoziierten, parasitären Gedankenform" (Charles W. Leadbeater u. Annie Besant: Gedankenformen. Bauer, 1996)
Emotionale Ebene	Entstehung eines „unerlösten seelischen Konfliktes" (USK), oftmals verbunden mit **Angst** (Dietrich Klinghardt: Lehrbuch der Psychokinesiologie. Bauer, 2003)

Vital-energetische Ebene	Energiekonflikt, Entstehung einer „energetischen Imbalance", oftmals verbunden mit **Schmerzen** (Schmerz ist immer ein Zeichen eines gestörten vitalenergetischen Flusses!)
Materielle Ebene	Entstehung einer „mikrobiellen Dysbiose" von Schleimhäuten und Zellen, die bis zur tumorösen Entartung der Zellen führen kann. Nach naturheilkundlicher Ansicht hat eine Krebserkrankung ihre Ursache fast immer im Dickdarm!

Besonders bei Kindern ist zur Zeit eine Verschiebung der Konflikte vom unteren, materiellen Bereich in den höheren, seelischen Bereich zu beobachten. So leidet nach Angaben der Liga für das Kind in Deutschland mittlerweile jedes fünfte Kind unter Entwicklungs- und Verhaltensstörungen.

Experten der Liga für das Kind warnen vor der Ausbreitung neuer, komplexer Kinderkrankheiten. „Wenn wir nicht gegensteuern, gerät ein beträchtlicher Teil unserer Kinder ins gesundheitliche und soziale Abseits", so der Präsident der Liga, der Kinder- und Jugendpsychiater Prof. Franz Resch. Es sind weniger die klassischen Infektionskrankheiten, die Kinder heute bedrohen, sondern neue, komplexe Erkrankungen, die Körper, Seele und soziale Beziehungen gleichermaßen beeinträchtigen.

Nach Angaben des European Brain Council (EBC) leiden inzwischen rund 127 Millionen Bürger (ca. 27%) in der erweiterten EU an psychischen und psychosomatischen Krankheiten.

Dies ist sehr bedenklich auch in Anbetracht der neuen Forschungsergebnisse über sog. „epigenetische Effekte", eine Vererbung jenseits der Gene. So können emotionale Blockaden offenbar direkt von Müttern auf ihre Kinder übertragen werden („9/11 Mothers pass on stress to children", Newsfox vom 4. Mai 2005), und der eigene Lebensstil prägt die Lebenserwartung der Kinder und Enkel (DIE WELT vom 15. Februar 2006).

Wie neuere wissenschaftliche Untersuchungen gezeigt haben, können sich starke epigenetische Effekte darüber hinaus als Veränderungen des Erbgutes bei den Nachkommen bis hin zu Erbkrankheiten manifestieren.

Wir können übrigens leicht selbst feststellen, ob wir gesund sind oder nicht. Hierzu brauchen wir nur an der Innenseite des linken Unterarms zu schnuppern (s. Abb.). Wenn wir gesund sind, ist der Geruch für uns sehr angenehm aromatisch (wir können uns gut riechen); geht es uns leidlich gut, ist der Geruch neutral; sind wir krank, ist der Geruch ziemlich unangenehm.

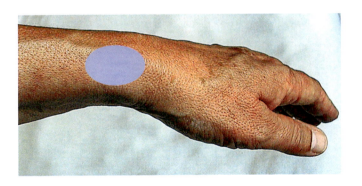

Naturheilkundliche Therapie

Die Vorgehensweise einer naturheilkundlichen Therapie erfolgt bei Menschen und Tieren analog.

Vor jeder Therapie muss zunächst die Ebene, auf der der Konflikt entstanden ist, festgestellt werden, da die anschließend anzuwendende Therapiemethode für eine Regulation auf der betreffenden Konfliktebene auch geeignet sein muss.

Da die meisten Tiere nur bis zur emotionalen Ebene existieren, ist ihre Behandlung naturgemäß einfacher.

Der Inhalt einer naturheilkundlichen Therapie gestaltet sich im wesentlichen, wie folgt:

- Lösung der Schöpfungsblockade
- Ausleitung des Energiestaus und der in die Konfliktlücke eingedrungenen Fremdenergien z.B. mit Hilfe von homöopathischen Arzneimitteln
- gesamte Energetisierung des Patienten
- Schließung der Konfliktlücke auf der materiellen, zellulären Ebene mit Hilfe von geeigneten Symbionten in Pflanzenarzneimitteln oder isopathischen Mitteln
- anschließend Reintegrierung der abgeschnürten Konfliktenergie

Durch diese Heilungsmaßnahmen kann der Konflikt und seine Folgen beseitigt und der normale Energiefluss innerhalb des Organismus wieder hergestellt werden.

Schließlich ist die Integrität der Energiesysteme auf allen Existenzebenen die wichtigste Grundvoraussetzung für Gesundheit und ein langes Leben.

Hierarchische Multi-Regulation - Heilung durch gleichzeitige Therapie auf mehreren Daseinsebenen

Der moderne Begriff „Multi-Regulation" oder auch „offene Regulation" stammt ursprünglich aus der Elektrotechnik, und er wird neuerdings in verschiedenen weiteren Fachgebieten (Informatik, internationale Politikwissenschaft, Umweltforschung, internationales Finanzwesen, Entwicklungsforschung, u.a.) synonym angewandt.

Der Begriff bezeichnet die gleichzeitige, vernetzte Einwirkung auf ein komplexes System durch möglichst viele signifikante Einflussfaktoren (Regulatoren).

Danach hängt der Erfolg einer ganzheitlichen Regulation maßgeblich von der Anzahl und der Bedeutung der einzelnen Regulatoren für das Gesamtsystem ab sowie von der Wechselbeziehung der einzelnen Regulatoren untereinander.

Je höher die Ebene ist, auf der eine Regulation erfolgt, umso größer ist der Regulationserfolg.

Bei einer Multi-Regulation werden somit bevorzugt diejenigen Regulatoren angesprochen, die die größte Bedeutung für das Gesamtsystem besitzen.

Diese Art des Denkens steht im starken Gegensatz zur bisher in der konventionellen Medizin, aber auch in vielen Bereichen der Naturheilkunde üblichen Mono-Regulation einzelner Teilsysteme.

Die Zukunft für eine erfolgreiche Heilung vor allem chronischer Krankheiten liegt jedoch vielmehr in der gleichzeitigen und hierarchischen Steuerung der Regulatoren auf den einzelnen Ebenen der Existenz (Hierarchische Multi-Regulation, HMR).

Dieses Prinzip findet z.B. auch in der klassischen Homöopathie Anwendung, bei der den Gemütssymptomen und ihrer Therapie der höchste Stellenwert eingeräumt wird.

Diese Art der Therapie ist jedoch begrenzt, da die meisten homöopathischen Mittel heute maschinell potenziert werden und nicht auf höheren Ebenen als der emotionalen Ebene zu regulieren vermögen.

Das Wissen um die Multi-Regulation ist sehr alt, und es wurde früher wegen seiner großen Bedeutung und Wirksamkeit vielfach als „geheim" betrachtet. Im Zuge der Globalisierung sehr unterschiedlicher Bereiche des Lebens hat diese Methode jedoch schnell Eingang in die Steuerung sehr komplexer Systeme z.B. der Weltwirtschaft gefunden.

Die Hierarchische Multi-Regulation steht im Gegensatz zur Polypragmasie, bei der möglichst viele Regulatoren ziellos angesprochen werden.

Bei einer Hierarchischen Multi-Regulation ist zu beachten, dass nicht nur der Teil über das Ganze, sondern auch das Ganze über den Teil beeinflusst wird. Manche Chaosforscher, die von einer „Selbstregulation" komplexer Systeme ausgehen, scherzen, dass der Flügelschlag eines Schmetterlings auf der Erde den Lauf anderer Planeten beeinflussen kann.

Glücklicherweise gibt es jedoch auf höheren Ebenen effektive Filter- und Korrekturmöglichkeiten, die solche gravierenden und unerwünschten „Rückregulationen" verhindern.

Dennoch sollten sich Therapeuten, die bevorzugt auf hohen Daseinsebenen regulieren, ihrer großen Verantwortung für das Ganze stets bewusst sein.

Holographische Therapie

Der übliche Begriff „Ganzheitliche Therapie" sollte besser durch „holographische Therapie" ersetzt werden, da der ganzheitliche Mensch normalerweise nicht erfassbar ist.

Eine holographische Therapie erfolgt entsprechend der schöpferischen Fähigkeiten auf den Existenzebenen hierarchisch von oben nach unten, indem bevorzugt die den jeweiligen Ebenen zugeordneten Regulationsfaktoren eingesetzt werden.

Bei der Diagnose von Erkrankungen ist somit stets die Ebene der Blockade und der Krankheitsentstehung zu beachten. Nur eine Therapie auf der gleichen Ebene oder den darüber liegenden Ebenen ist wirklich effektiv und kann zu einer Heilung führen.

Da Tiere nur bis zur emotionalen Ebene existieren, brauchen sie auf den höheren Ebenen nicht behandelt zu werden. Gleichwohl sind natürlich Therapiemethoden, die von den höheren Ebenen nach unten wirken, wesentlich effektiver als Methoden, die erst auf der emotionalen Ebene zu wirken beginnen.

Für die verschiedenen Ebenen ergeben sich z.B. die nachfolgend aufgeführten naturheilkundlichen Behandlungsmöglichkeiten, die auch kombiniert angewandt werden können. Da wir heute in einer sehr materiell eingestellten Welt leben, nimmt die Anzahl der verfügbaren Regulatoren für die einzelnen Ebenen von unten nach oben ab.

Geistige Ebene	Beseitigung von energetischen und emotionalen Blockaden durch geistig-energetische Heilung; Gebetsheilung; „Dolphin-Healing"
Mentale Ebene	Mentales Heilen; Ordnungstherapie nach Kneipp; Gesprächstherapie
Emotionale Ebene	Heilung mit den Händen; hoch potenzierte Homöopathika; Liminale Frequenztherapie nach Dr.Dr. Peter Schneider; Psychokinesiologie; Psychosomatische Energetik; Bach-Blüten; Spagyrik
Vital-energetische Ebene	Heilung mit den Händen; Therapie mit niedrig potenzierten homöopathischen Arzneimitteln; Akupunktur; Neuraltherapie; Phytotherapie; Kneipp'sche Anwendungen
Materielle Ebene	Behandlung mit hämolysiertem und energetisiertem Eigenblut; isopathisch-homöopathische Therapie; Immunstimulation; Ernährungstherapie; orthomolekulare Therapie

Die geistige Ebene ist die höchste irdische Ebene, auf der ein kranker Mensch therapiert werden kann. Bei der Therapie von Erkrankungen auf dieser Ebene (z.B. Autismus, Geisteskrankheiten) hat sich die Arbeit mit Delphinen sehr bewährt.

Wale sind <u>keine</u> Tiere, sondern sie sind in der heutigen Zeit die Hüter unseres Planeten. Delphine gehören ebenfalls zu den Walartigen (Cetaceae); sie werden oft als „Menschen des Meeres" bezeichnet und sprechen sich nach wissenschaftlichen Untersuchungen mit ihren Namen an (V.M. Janik et al.: Signature whistle shape conveys identity information to bottlenose dolphins. Proc. Natl. Acad. Sci. U.S.A., 103(21): 8293-8297, 2006; siehe auch den Artikel "Warum Delfine nicht schlafen müssen" in DIE WELT vom 3. Januar 2007).

Die Beziehungen zwischen Menschen und Walen hat die Biologin Anne Collet, ehemalige Direktorin des Meeresforschungsinstitutes der französischen Regierung in LaRochelle an der Atlantikküste, in ihrem Buch „Tanz mit den Walen. Entdeckungsreisen in eine verborgene Welt", Econ & List, 1999, sehr eindrucksvoll beschrieben.

Delphine können mit ihren geistigen Fähigkeiten Menschen bei der Multi-Regulation auf dieser Ebene sehr gut unterstützen.

In der heutigen Zeit sind allerdings auch immer mehr Menschen in der Lage, „geistig-energetisch" zu therapieren. Innerhalb einer ganzheitlich-energetischen Medizin und Tiermedizin wird die Therapie besonders dann erfolgreich, wenn das Energiesystem des kranken Menschen oder Tieres an dasjenige des Therapeuten „angekoppelt" wird.

Als Vermittler dienen dabei häufig die Hände des Therapeuten, mit denen die Energie aus höheren geistigen Ebenen auf den Patienten geleitet wird (Herz- und Pericard-Meridian!); gleichzeitig werden seine Blockaden aufgenommen, durch den Therapeuten hindurchgeleitet und durch Abgabe „nach oben" aufgelöst.

Als Methode auf der höchsten hierarchischen Ebene kann die geistig-energetische Heilung auch Blockaden auf den niedrigeren Ebenen, wie den Komplex der abgetrennten, parasitären Gedankenform, emotionale Blockaden oder Schmerzen (vitalenergetische Blockaden) beseitigen.

Diese Art der Therapie kann sehr effektiv und schnell sein; sie erfordert jedoch eine gewisse geistige Reife und eine energetische Durchlässigkeit des Therapeuten.

Eine Therapie chronischer Krankheiten auf der materiellen Ebene, wie sie von der konventionellen Medizin sehr oft betrieben wird, verhindert die materielle Manifestation und somit auch die Ausleitung von Blockaden auf höheren Ebenen.

So macht es z.B. wenig Sinn, einen chronischen Schmerz, der durch eine Blockade auf der emotionalen oder vitalenergetischen Ebene entstanden ist, durch Gabe eines Schmerzmittels oder gar durch eine operative Durchtrennung der entsprechenden Nerven auf der materiellen Ebene zu therapieren.

Durch diese Vorgehensweise wird zwar das Symptom der materiellen Manifestation der Empfindung beseitigt; das Problem wird jedoch nicht gelöst, und der kranke Organismus muss auf andere Wege der Manifestation ausweichen. Besser wäre es, die Blockade geistig-energetisch, mental, emotional und auch vitalenergetisch zu beseitigen.

Darüber hinaus besitzen viele chemische Arzneimittel neben ihrer Wirkung auf der materiellen Ebene auch Nebenwirkungen auf den höheren irdischen Ebenen bis hinauf zur Emotionalebene. Diese Wirkungen sind zum Teil nur unzureichend untersucht und können eine regulative Therapie empfindlich stören.

Fazit

Die Hierarchische Multi-Regulation (HMR) ist ein effektives Verfahren zur Steuerung komplexer Systeme. Übertragen auf die naturheilkundliche Medizin vereinigt dieses Konzept althergebrachtes, Jahrtausende altes Wissen mit den Kenntnissen der modernen Naturwissenschaft. Bei der naturheilkundlichen Therapie akuter und vor allem chronischer Krankheiten ist die Hierarchische Multi-Regulation ein Verfahren, das die Krankheitsursachen auf den einzelnen Existenzebenen der Menschen und Tiere an der Wurzel beseitigen kann.

Homöopathie - eine Erklärung aus naturheilkundlicher und naturwissenschaftlicher Sicht

Wenn man als Naturwissenschaftler und Tierarzt seit mehr als 25 Jahren an vielen Tausenden Patienten gesehen hat, dass die Homöopathie (manchmal sehr gut, manchmal etwas weniger gut) wirkt, fragt man sich natürlich, wie dies möglich ist.

Ohne Homöopathie ließe sich meine Tierarztpraxis, die mittlerweile auf die Behandlung chronisch kranker, „austherapierter" Tiere spezialisiert ist, kaum erfolgreich betreiben.

Die Homöopathie gehört zu den sog. "liminalen Therapien", d.h. zu den spezifischen Therapien an der individuellen Reizschwelle der Patienten (siehe auch das Kapitel über die „Liminale Frequenztherapie"). Diese Schwelle ist bei kranken Individuen wesentlich niedriger als bei gesunden.

Die Naturwissenschaft lehrt uns, dass in einer wässrigen Flüssigkeit ca. 10^{23} Moleküle vorhanden sind; hieraus wird nun von vielen Kritikern der Homöopathie der Schluss gezogen, dass spätestens ab einer Verdünnung von D24 kein Molekül der Ausgangslösung mehr in einem homöopathischen Arzneimittel vorhanden sein könne.

Daher, so meinen sie (siehe z.B. A. Shang et al.: Are the clinical effects of homoeopathy placebo effects? Comparative study of placebo-controlled trials of homoeopathy and allopathy. Lancet

366(9487): 726-732, 2005), müsse die Wirkung der Homöopathie ausschließlich auf einem „Placeboeffekt" beruhen.

Unter einem „Placebo" versteht man ein Schein-Medikament ohne Wirkstoff.

Die Diskussion über die Wirkung und Wirksamkeit homöopathischer Arzneimittel ist sehr alt. Bereits Clemens von Bönninghausen (1785 - 1864) pries als Vorteil veterinärhomöopathischer Behandlungen, dass "wenigstens der Einwurf der Einbildung oder der zweifelhaften Krankheit" fortfalle.

Nach der Beobachtung der vielen homöopathisch arbeitenden Ärzte und Tierärzte seit Hahnemann, der diese Therapie vor mehr als 150 Jahren entwickelte, sind gerade die höheren bis höchsten homöopathischen Potenzen (bis zur D1000 oder noch höher) bei richtiger Anwendung besonders wirksam.

Andererseits gibt es gerade nach unsachgemäßer Gabe homöopathischer Hochpotenzen manchmal sehr schwerwiegende Erstverschlimmerungsreaktionen bei dem Patienten.

Bei Bestandsproblemen können nach meiner Beobachtung auch große Tierherden homöopathisch gut behandelt werden (siehe auch C. Day: Homoeopathic Treatment of Beef and Dairy Cattle. Beaconsfield Publishers, 1995).

Außerdem lassen sich auch Pflanzen gut homöopathisch behandeln.

Ebenso wurde kürzlich der fördernde Einfluss einer homöopathisch hoch-potenzierten Arsentrioxid-Lösung (D45) auf das Wachstum von Weizenkeimlingen nachgewiesen, die vorher mit derselben Substanz subletal geschädigt worden waren (M. Brizzi et al.: A Biostatistical Insight into the As2O3 High Dilution Effects on the Rate and Variability of Wheat Seedling Growth. Forsch. Komplementärmed. Klass. Naturheilkd. 12: 277-283, 2005).

Die einfach verdünnte, nicht-potenzierte Vergleichslösung zeigte diesen Effekt dagegen nicht.

In einer neuen randomisierten, doppel-blinden, kontrollierten Untersuchung mit einem Crossover-Design an 27 gesunden Menschen konnte ein statistisch signifikanter Unterschied zwischen einer mit einer Aconitum napellus C30-Lösung behandelten Gruppe im Vergleich zu einer Placebogruppe gesichert werden (Piltan et al.: Test of a Homeopathic Dilution of Aconitum napellus. A Clinical, Randomized, Double-Blind, Controlled Crossover Study in Healthy Volunteers. Forsch. Komplementmed. 16:168-173, 2009).

Auch Laboruntersuchungen über die Wirkung von hohen Verdünnungen von Histamin auf die Aktivierung von basophilen Granulozyten zeigten einen Histamineinfluss noch bei einer Verdünnung von 10^{-38} (Belon et al.: Histamine dilutions modulate basophil activation. Inflamm. Res. 53(5): 181-188, 2004).

Ein Placeboeffekt als Erklärung für die Homöopathie reicht somit sicherlich nicht aus.

Deshalb soll an dieser Stelle der Versuch unternommen werden, die Wirkungsweise der Homöopathie aus naturheilkundlicher Sicht unter Berücksichtigung naturwissenschaftlicher Erkenntnisse zu erklären.

Sind erst einmal die naturwissenschaftlichen Hintergründe der Homöopathie bekannt, wird es möglich sein, die recht umständliche Herstellung der Arzneimittel und das komplizierte Therapieverfahren zu vereinfachen und in seiner Wirksamkeit noch zu steigern.

Außerdem zeigten neue Untersuchungen, dass insbesondere in den ersten Stufen einer homöopathischen Potenzierung ein Materialaustausch zwischen einer homöopathischen Lösung und ihrem Behältnis stattfinden kann (C.M. Witt et al.: The role of trace elements in homeopathic preparations and the influence of container material, storage duration, and potentisation. Forsch. Komplementärmed. 13: 15-21, 2006).

Homöopathische Arzneimittel

Homöopathische Arzneimittel sind in ihrer Herstellung durch das Homöopathische Arzneibuch (HAB) definiert, und sie unterliegen den Vorschriften des Deutschen Arzneimittelgesetzes (AMG).

Mit Ausnahme der isopathisch-homöopathischen Arzneimittel, die nach ihrem Entdecker Prof. Enderlein vorwiegend die mikrobielle Symbiose auf der materiellen Existenzebene regulieren können, ist das Ziel einer homöopathischen Therapie die Regulation auf der vitalenergetischen Ebene durch niedrig potenzierte Arzneimittel und auf der emotionalen Ebene mit hoch-potenzierten Medikamenten und auch mit homöopathischen Organpräparaten.

Die oben genannten Erstverschlimmerungsreaktionen kommen nach meiner Beobachtung meist dadurch zustande, dass der kranke Organismus eine Ausleitung gegen ein noch bestehendes Störfeld versucht.

Eine direkte Therapie auf den nicht-irdischen höheren Existenzebenen (mentale und geistige Ebene) ist mit stofflichen Hilfsmitteln nicht möglich.

Für eine Regulation auf der vitalenergetischen und emotionalen Ebene genügt die Verwendung der energetischen Anteile der zur Anwendung kommenden Mineralien, Pflanzen oder Tiere bzw. deren Organe.

Schließlich unterliegt auch die Homöopathie dem FFF-Naturgesetz (FFF: „Form Follows Function", „Die Form folgt der Funktion"), das von dem berühmten amerikanischen Architekten Louis Sullivan im Jahr 1896 formuliert wurde.

Vor einigen Jahren wurde begonnen, die Homöopathie quantenphysikalisch zu beschreiben (H. Walach: Entanglement model of homeopathy as an example of generalized entanglement predicted by weak quantum theory. Forsch. Komplementärmed. Klass. Naturheilkd. 10(4): 192-200, 2003).

Fasst man die bisher genannten Erkenntnisse zusammen und überträgt sie auf die homöopathische Potenzierung, so entsteht nach dem 5. Wesenszug der „Nichtlokalität" zunächst eine quantenphysikalische „Verschränkung" (engl. „entanglement") zwischen der Arzneimittel-Lösung und der potenzierenden Person.

Während der Potenzierung wirkt ihr Quantenhirn ununterbrochen auf die Lösung ein und verändert sie. Dabei wird die in die Lösung eingebrachte Arzneimittelinformation mit jedem Potenzierungsschritt immer spezifischer.

Gleichzeitig wird vermutlich die energetische Information des Lösungsmittels zunehmend zurückgedrängt.

Hierfür sprechen die Arbeiten von Prof. Dr. Peter Häussler und seinem Doktoranden José Barzola-Quiquia an der Professur für Physik Dünner Schichten der TU Chemnitz, denen ein Durchbruch für den Nachweis der ordnenden Eigenschaften von Elektronen für die Entstehung von Materie gelang.

Sie fanden, dass sich Atome, die sich auf dem Wege der Kristallbildung befinden, stets auf ähnliche Weise zu einer ganz speziellen Ordnung organisieren und den wesentlichen Impuls dafür von der Gesamtheit aller Elektronen erhalten.

Als Ergebnis entstehen dabei Metalle, Salze oder auch Halbleiter.

Durch eine Kombination verschiedener experimenteller Methoden konnte gezeigt werden, dass sich Atome in ungeordneten Systemen als Folge eines Resonanzeffektes von selbst in einer sphärisch-periodischen Ordnung aneinanderfügen.

Gesteuert wird dieser Prozess nicht durch die in der Atomhülle befindlichen Elektronen, sondern durch die Gesamtheit aller Elektronen. *„Die in gleicher Wellenlänge schwingenden Elektronen geraten mit der sich bildenden atomaren Struktur in kollektive Resonanz, bis die günstige sphärisch-periodische Anordnung erreicht ist"*, so die beiden Physiker (nach einer Presseerklärung der TU-Chemnitz).

Andererseits lässt sich die Information homöopathisch potenzierter Wirkstoffe auch auf feste Medien, wie z.B. Milchzucker (Tabletten und

Verreibungen) oder Rohrzucker (Globuli), übertragen.

Zudem hat auch homöopathisch potenziertes Wasser in der D45 ohne „Wirkstoff" einen statistisch signifikanten stimulierenden Einfluss auf das Wachstum von Weizenkeimlingen, die vorher mit Arsentrioxid subletal geschädigt worden waren (Brizzi et al., 2005).

Kürzlich gelang es den Physikern J.F. Sherson et al. am Niels Bohr-Institut der Universität Kopenhagen, die "spukhafte Fernwirkung" der Quantenteleportation (auch "Beamen" genannt) naturwissenschaftlich nachzuweisen (Quantum teleportation between light and matter. Nature 443(7111): 557-560, 2006).

Aus den genannten Fakten ergibt sich, dass homöopathische Arzneimittel als „verlängerter Arm" des Quantenhirns des Therapeuten aufgefasst werden können.

In meiner Praxis bevorzuge ich homöopathische Injektions-Arzneimittel auf der Basis von physiologischer Kochsalzlösung. Der Kochsalzkristall besitzt die Form eines Würfels (Hexaeders) und ist nach Plato somit der materiellen Ebene zugeordnet. Er ist nach meiner Beobachtung in homöopathischen Arzneimitteln der ideale Informationsüberträger.

Homöopathie innerhalb einer naturheilkundlichen Therapie

Die Vorgehensweise einer naturheilkundlichen Therapie erfolgt bei Menschen und Tieren analog.

Vor jeder Therapie muss zunächst die Existenzebene, auf der der Konflikt entstanden ist, festgestellt werden, da die anschließend anzuwendende Therapiemethode für eine Regulation auf der betreffenden Konfliktebene auch geeignet sein muss.

Der Inhalt einer naturheilkundlichen Therapie liegt ja im wesentlichen in der Lösung der Schöpfungsblockade, der Ausleitung des Energiestaus und der in die Konfliktlücke eingedrungenen Fremdenergien, der gesamten Energetisierung des Patienten, der Schließung der Konfliktlücke auf der materiellen, zellulären Ebene mit Hilfe von geeigneten Symbionten und anschließend in der Reintegrierung der abgeschnürten Konfliktenergie.

In diesem Zusammenhang dienen homöopathische Arzneimittel zur spezifischen Ausleitung der Fremdenergie entsprechend dem sog. „homöopathischen Arzneimittelbild".

Die geeigneten homöopathischen Arzneimittel werden meist anhand von bestimmten Symptomenverzeichnissen („Repertorien") gefunden („repertorisiert"), oder sie lassen sich auch z.B. mit Hilfe der Kinesiologie „austesten", was erheblich schneller geht.

Liminale Frequenztherapie (LFT)

Die Therapie mit Hilfe bestimmter physikalischer Frequenzen ist ein in der Medizin gebräuchliches Verfahren. Sie findet ihren Ausdruck z.B. in der Musiktherapie.

Musik ist eine organisierte Form von Schallereignissen, wobei ihr akustisches Material (dies sind Töne und Geräusche in dem für Menschen hörbaren Bereich) sinnvoll geordnet ist.

Durch die Art, wie Musik erzeugt wird (z.B. mit Hilfe der menschlichen Stimme, mit Instrumenten oder mit elektronischen Generatoren), bekommt sie bestimmte Charakteristika.

Die Liminale Frequenztherapie ist ein neues und einfaches naturheilkundliches Verfahren zur emotionalen Regulation mit Hilfe akustischer Schwellenreize. Das akustische Material wird elektronisch erzeugt; es ist sehr gut mit Musik vergleichbar.

Das Hauptanliegen der Naturheilkunde ist eine möglichst sanfte und effiziente Regulation der Patienten zur Selbstheilung. Wie neuere naturwissenschaftliche Untersuchungen über den Plazeboeffekt gezeigt haben, ist vor allem das Kopfhirn in der Lage, eine Selbstheilung zu initiieren und voranzutreiben.

Die moderne Forschung fand ebenfalls, dass der Mensch ein zusammengesetztes Wesen darstellt, das aus einem irdischen und einem nicht-irdischen Anteil besteht.

Wie bereits beschrieben, werden die beiden Anteile schwerpunktmäßig von zwei eigenen Gehirnen gesteuert.

In Bezug auf die Regulation verhalten sich die beiden Gehirne hierarchisch, wobei das Kopfhirn dem Bauchhirn übergeordnet ist. Das Bauchhirn kann ohne das Kopfhirn überleben, aber nicht das Kopf- ohne das Bauchhirn.

Das Bauchhirn ist weitgehend autonom und kann willentlich nicht direkt beeinflusst werden; es lässt sich allerdings vom Kopfhirn programmieren.

Ein schönes Beispiel hierfür wurde in dem Artikel „Gedanken lassen Muskeln wachsen" in der britischen Zeitschrift New Scientist Nr. 11, 2001, beschrieben (nach Spiegel-Online; Originalartikel: Ranganathan et al., 2004).

Danach haben Forscher der Cleveland Clinic Foundation in Ohio, U.S.A., gezeigt, dass durch Mentaltraining Armmuskeln wachsen können.

Hierbei wurden 10 Untersuchungspersonen im Alter zwischen 20 und 35 Jahren veranlasst, sich im Geiste fünfmal pro Woche die Anspannung eines Bizepsmuskels mit möglichst großer Konzentration vorzustellen. Die Forscher überwachten, dass die Probanden ihre Armmuskeln nicht versehentlich tatsächlich anspannten. Bereits nach 14 Tagen war der Muskel in der Versuchsgruppe um 13,5% gewachsen; die Kontrollgruppe, die nicht an dem Mentaltraining teilnahm, zeigte diesen Effekt nicht. Der Gewinn an Muskelstärke blieb noch bis zu drei Monate nach dem Mentaltraining bestehen.

Auch das Autofahren ist ein Beispiel der Programmierung des Bauchhirns durch das Kopfhirn.

Zentrale Verarbeitung akustischer Reize

Was liegt näher, als die Fähigkeiten des Kopfhirns gezielt und direkt für eine naturheilkundliche Regulationstherapie zu nutzen?

Notwendig hierfür ist ein Zugang zum Gehirn; dieser kann mit Hilfe von Augen, Nase und Mund erfolgen oder aber über das Gehör. Letzterer Zugang hat den Vorteil, dass er einfach zu bewerkstelligen ist bei genügender Empfindlichkeit.

Da der menschliche Körper ein holographisches Gebilde ist, in dem das Ganze stets im Teil enthalten ist, findet sich die Zuordnung zu den fünf Existenzebenen auch in den Abschnitten des Gehirns wieder.

So gehören das Großhirn zum nicht-irdischen und Mittelhirn, Rautenhirn, Medulla oblongata und Rückenmark zum irdischen Anteil (wesentliche Teile von Mittel- und Rautenhirn werden dem Stammhirn zugeordnet).

Das Zwischenhirn mit Thalamus, Hypothalamus und Hypophyse als emotionales Zentrum des Gehirns verbindet diese beiden Anteile miteinander.

Wegen seiner holographischen Beziehungen hat das Zwischenhirn darüber hinaus wichtige Verbindungen zum Herzen und zur Mamma (Schneider, 2007).

Schall ist eine akustische Schwingung; ein Klang ist ein Schall, dem das menschliche Gehör eine Tonhöhe zuordnen kann. Als Töne werden wahrnehmbare Klangereignisse bezeichnet; dies können sowohl Geräusche als auch Klänge von Musikinstrumenten oder die menschliche Stimme sein.

Das Gehör und die wahrnehmbaren Töne gehören aus naturheilkundlicher Sicht der vitalenergetischen Ebene an; so wird das Gehör schwerpunktmäßig vom Gallenblasen- und vom Blasenmeridian energetisch versorgt.

Anatomisch laufen die sensorischen Nervenfasern aus den Spiralganglien in der Cochlea des Gehörs zunächst zum Nucleus cochlearis des Stammhirns. In der nächsten Station, dem oberen Olivenkomplex der Medulla oblongata, werden die Informationen aus beiden Innenohren zusammengeführt und die Laufzeitunterschiede zwischen den Fasern aus beiden Ohren ausgewertet, um die Richtung einer Schallquelle zu orten. Nach Passage des Mittelhirns erreicht die Hörinformation schließlich den Thalamus (Corpus geniculatum mediale) und dann die Hörrinde und damit das Bewusstsein (Netter, 2005).

Dies bedeutet, dass akustische Informationen zunächst vitalenergetisch aufgeladen werden und dann das Hologramm des Körpers zunächst nach unten und anschließend wieder schleifenförmig von unten ganz nach oben durchlaufen.

Ausgehend von der vitalenergetischen Ebene werden akustische Informationen somit durch das Gehirn aufgenommen, auf den irdischen Existenzebenen gefiltert und moduliert und dann schließlich bis zur geistigen Existenzebene energetisch „hoch gepumpt".

Verarbeitung liminaler akustischer Reize

Physikalische Schallreize werden durch die Intensität (10 - 12 Größenordnungen) und die Frequenz (20 - 20.000 Hz) charakterisiert.

Durch das Gehör werden physikalische Schallschwingungen in neuronale Information umgewandelt. Je nach Stärke der Erregung der Nervenzellen wird ein Geräusch lauter oder leiser beurteilt.

Akustische Reize können unterhalb der Hörschwelle (subliminale Reize), oberhalb der Hörschwelle (supraliminale Reize) oder in der Nähe der Hörschwelle (liminale Reize) liegen. Die Wahrnehmungsschwelle ist individuell verschieden und u.a. vom Alter abhängig; auch eine unterschiedliche Hörschwelle auf den beiden Ohren eines Individuums ist relativ häufig.

Im Bereich mittlerer und hoher Schalldrücke folgt die Wahrnehmung dem Weber-Fechner-Grundgesetz der Psychophysik, welches besagt, dass sich die *subjektive* Stärke von Sinneseindrücken logarithmisch zur *objektiven* Intensität des physikalischen Reizes verhält; ein Reiz muss also gegenüber einem Schwellenreiz logarithmisch wachsen, wenn er stärker wahrgenommen werden soll.

Bei leisen Geräuschen gelten jedoch andere Zusammenhänge.

Die vom Menschen wahrgenommene Lautstärke hängt vom Schalldruckpegel, dem Frequenzspektrum und dem Zeitverhalten des Schalls ab. Als Maß für die wahrgenommene Lautstärke gilt die „Lautheit". Sie gibt an, wie laut Schall subjektiv empfunden wird, und beschreibt, wie eine Anzahl von Testpersonen die "empfundene" Lautstärke von Schall überwiegend beurteilt.

Die Lautheit verdoppelt sich z. B., wenn der Schall als doppelt so laut empfunden wird.

Die Maßeinheit der Lautheit ist das Sone mit dem Einheitenzeichen „sone".
Ein sone ist definiert als die empfundene Lautstärke eines Schallereignisses von 40 phon, das heißt, ein breitbandiger Schall, der genauso laut wahrgenommen wird wie ein 1.000-Hz-Sinuston mit einem Schalldruckpegel von 40 dB SPL (SPL = Sound Pressure Level).

Bei mittleren und hohen Lautstärken führt eine Erhöhung der Lautstärke um 10 phon zu einer Verdoppelung der Lautheit. Bei niedrigeren Lautstärken führt bereits eine geringere Lautstärkeerhöhung *zum Gefühl* der Verdoppelung der Lautheit.

Besonders interessant ist die Verarbeitung von liminalen Reizen, also Reizen an der Wahrnehmungsschwelle, durch das Gehirn. Diese Reize sind für das Gehör bisher kaum untersucht; es ist jedoch davon auszugehen, dass sie ähnlich verarbeitet werden wie Reize anderer Sinnesorgane.

Solche Untersuchungen wurden von dem Arzt und Psychologen Dominik Bach an Gesunden und Patienten mit einem Reizdarmsyndrom (RDS) durchgeführt (Bach, 2005).

Das RDS ist eine funktionale Darmerkrankung mit einer Prävalenz von ca. 15.000/100.000. Bisher konnte keine einzelne physiologische oder psychologische Ursache isoliert werden.
Ein sensitiver und spezifischer Marker sind herabgesetzte rektale Schmerzschwellen. Die Verarbeitung von Reizen unterhalb der Wahrnehmungsschwelle scheint sich von der Verarbeitung bewusster Reize zu unterscheiden.
Es wurden daher die sub- und supraliminale rektale Wahrnehmung von 8 RDS-Patienten und 8

parallelisierten gesunden Kontrollprobanden untersucht.

In einer funktionellen Magnetresonanztomographie (fMRT)-Studie wurden Reize unter, über und in der Nähe der Wahrnehmungsschwelle präsentiert. Bei supraliminaler Stimulation gesunder Probanden konnten der bekannte spinothalamische und vagale Pfad repliziert werden.

Bei subliminaler Stimulation zeigte sich in einer Einzelauswertung eine ähnliche Verarbeitung, damit konnten die aus anderen Untersuchungen bekannten Vorergebnisse ebenfalls bestätigt werden. In der Gruppenauswertung fand sich Aktivierung nur in Hirnarealen, die bei supraliminaler Stimulation nicht aktiv waren. RDS-Patienten zeigten weniger Aktivität bei subliminaler und mehr bei liminaler Stimulation. Bei supraliminaler Stimulation zeigten sich unterschiedliche aktivierte Hirnareale. Insbesondere war der Amygdala-Hippocampus-Komplex bei Patienten stärker aktiviert.

Die Ergebnisse bei supraliminaler und liminaler Stimulation können als verstärkte Aufmerksamkeit auf eben wahrnehmbare Darmreize und als verstärkte emotionale Verarbeitung interpretiert werden.

Bezogen auf eine liminale akustische Stimulation bedeuten diese Versuchsergebnisse, dass zu einer ohnehin gesteigerten Empfindlichkeit gegenüber schwachen Geräuschen bei Patienten noch eine zusätzliche verstärkte Verarbeitung liminaler Reize hinzukommt, die zudem verstärkt emotional erfolgt.

Diese emotionale Komponente wird während einer LFT noch einmal dadurch verstärkt, dass die Patienten während einer Therapiesitzung die Lautstärke selbst bis zu ihrer individuellen Wahrnehmungsschwelle reduzieren müssen.

Durchführung einer Liminalen Frequenztherapie

Bei diesem einfachen Verfahren werden Töne an der Grenze der individuellen Hörschwelle mit Hilfe eines handelsüblichen CD- bzw. MP3-Players über einen geschlossenen Kopfhörer vermittelt.

Die Töne stehen als 13 unterschiedliche Frequenzmuster (Hörprogramme) auf CD oder als MP3-Dateien zur Verfügung.

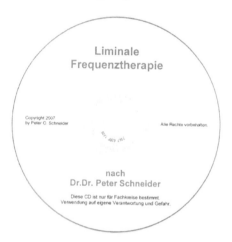

Die Verwendung erfolgt auf eigene Verantwortung und Gefahr.

Die zu den Frequenzmustern gehörenden Anwendungsbereiche wurden empirisch durch Testungen an den jeweiligen Patienten gefunden. Außer diesen 13 wurde bisher kein Bedarf für weitere Muster erkennbar.

Es lässt sich nur vermuten, warum die einzelnen Hörprogramme gerade bei den entsprechenden Anwendungsgebieten wirksam sein können.

Eine Erklärung geben möglicherweise die Studien von Günter Haffelder, Physiker, Psychologe und Leiter des Instituts für Kommunikation und Gehirnforschung in Stuttgart.

Die in seinem Institut entwickelte EEG-Spektralanalyse lässt je nach Muster präzise Rückschlüsse auf funktionelle Störungen oder Blockaden des Gehirns sowie auf Fähigkeiten oder besondere Begabungen zu (EEG = Elektroenzephalogramm).

Aus der EEG-Spektralanalyse können gezielte Aussagen über Ursache und Zusammenhänge zerebraler Schädigungen getroffen und Konzepte zu ihrer Überwindung entwickelt werden.

Bei ausgiebigen Untersuchungen mit „Heilern" fand Haffelder außerdem, dass diese (meistens unbewusst) bestimmte Frequenzen in ihrem Gehirn erzeugen können, die sie in Resonanz mit den Gehirnwellen ihrer Klienten bringen.

So ist davon auszugehen, dass die Frequenzmuster der LFT ebenfalls mit den Gehirnwellen der Patienten in Resonanz treten und zur Konfliktausleitung beitragen.

Die Therapie wird in einer ruhigen und entspannten Atmosphäre durchgeführt.

Nach Anlegen des Kopfhörers und Wahl eines Hörprogramms auf der CD bzw. dem MP3-Player wird zunächst mit einem Lautstärkeregler die Lautstärke des Kopfhörers auf beiden Ohren durch den Patienten selbst auf einen gleichen Pegel eingeregelt.

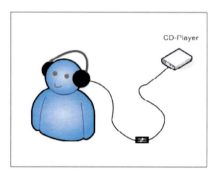

Anschließend wird die Lautstärke so weit reduziert, dass der Patient die Töne gerade noch hört.

Außer dass sie schnell, einfach und preiswert durchzuführen ist, liegt der große Vorteil der Methode darin, dass die Patienten bis hinauf in ihre höheren Existenzebenen schnell in die Selbstregulation gebracht werden können. Hierdurch werden auch die Therapeuten zeitlich und insbesondere energetisch entlastet; das „energetische Auslaugen" der Therapeuten durch die Patienten wird somit weitgehend vermieden.

Einige aus der Erfahrung bekannte Anwendungsbereiche sind in der nachfolgenden Tabelle aufgeführt. Dennoch sollte das einzelne Programm immer individuell für die jeweiligen Patienten z.B. mit Hilfe der Kinesiologie ausgetestet werden.

Hör-programm	Anwendungsbereiche	Dauer (min.)
1	Allergie, Entzündung (v.a. Streptokokken)	4:16
2	**Basistherapie**	4:16
3	Erkrankung von Dickdarm, Prostata oder Hoden	4:16
4	Mykose, Hautentzündung (v.a. Staph. aureus)	4:15
5	Borreliose, Hepatitis, Sehnenschaden, Verbrennungen, Urticaria, Syphilis	4:16
6	Depression, Adipositas, Tumorerkrankung	4:16
7	Influenza, Bronchopneumonie, Ulcus, Polyarthritis	4:16
8	Herpes, Fraktur, Tuberkulose	4:16
9	Nervenstimulation, Burn-Out-Syndrom, Glaukom	4:11
10	Gonorrhoische Belastung, erektile Dysfunktion	5:17
11	Degeneration, Reizblase, Urethritis, Rotlauf	5:17
12	Dysmenorrhoe, Cystitis, AIDS	5:17
13	Intoxikation	6:14

Der routinemäßige Einsatz der LFT in zahlreichen Arzt- und Heilpraktikerpraxen hat bisher zu sehr guten, z.T. recht heftigen Regulationsergebnissen geführt.

Nach der Therapie sollten größere Mengen eines guten Wassers getrunken werden; außerdem ist die Gabe von ungesättigten Fettsäuren z.B. in Form von Nachtkerzen- oder Borretschöl zur Stabilisierung der Zellmembranen sinnvoll.

Normalerweise wird eine Liminale Frequenztherapie pro Woche durchgeführt, nach zwei Sitzungen wird einmal das Programm **Nr. 2** (Basistherapie) zwischengeschaltet.

Eine Therapiesitzung wirkt erfahrungsgemäß einige Tage nach.

Eine Kombination dieses Verfahrens mit anderen naturheilkundlichen Therapien ist möglich, sollte aber wegen der starken und direkten Einwirkung der LFT auf das Gehirn individuell ausgetestet werden.

Wie bei anderen regulationsmedizinischen Anwendungen sollten vor der Durchführung einer LFT die Ausleitungswege geöffnet werden, weil es ansonsten zu starken Erstverschlimmerungsreaktionen kommen kann.

Wegen ihrer Einwirkung auf das Gehirn ist auch darauf zu achten, dass eine Liminale Frequenztherapie nur von Angehörigen der medizinischen Fachkreise durchgeführt wird.

Die LFT darf nicht bei Tieren angewandt werden, weil sie ein wesentlich empfindlicheres Gehör haben als Menschen und ihre individuelle Hörschwelle kaum bestimmt werden kann.

Literatur

- Bach, Dominik: "Präattentive und bewußte Verarbeitung rektaler Stimuli bei Gesunden und bei Reizdarmpatienten – eine fMRI-Studie". Dissertation, Medizinische Fakultät der Charité, Berlin, 2005
- Netter, Frank H.: Nervensystem I. Thieme-Verlag, 2. Auflage, 2005
- Ranganathan, Vinoth K., Siemionow V., Liu J.Z., Sahgal V. und Yue G.H.: „From mental power to muscle power - gaining strength by using the mind". Neuropsychologia 42(7), S. 944 - 956, 2004
- Schneider, Peter O.: Leitfaden für eine naturheilkundliche Brustkrebstherapie. Verlag Books on Demand, 2. Auflage, 2008

Energetische Tiermedizin

In diesem Kapitel wird die energetische Tiermedizin beschrieben, wie ich sie in der Praxis vorwiegend an Pferden durchführe.
Die dabei beschriebene Vorgehensweise lässt sich natürlich auch auf die Behandlung chronisch kranker Menschen übertragen.

Nach Dr. med. Edward Bach, dem Entdecker der Bach-Blüten-Therapie, wird sich Krankheit mit den zur Zeit angewandten materialistischen Methoden niemals wirklich heilen oder ausmerzen lassen, weil ihr Ursprung nicht im Materiellen liegt. Denn das, was wir als Krankheit bezeichnen, ist nach Bach nur das körperliche Endresultat des anhaltenden Wirkens tiefer liegender Kräfte.

In eine Tierarztpraxis mit dem Schwerpunkt "ganzheitlich-energetische Tiermedizin" kommen überwiegend Tiere, die von anderen Kolleginnen, Kollegen oder Tierkliniken überwiesen wurden, bzw. von diesen bereits als unheilbar aufgegeben wurden.

Die Therapie ist in der Regel relativ preisgünstig, weil sie normalerweise ohne aufwändige technische Hilfsmittel auskommt.

Der Organismus der Tiere (und auch der Menschen) ist ein selbst-regulierendes und selbst-regenerierendes System. Hieraus folgt, dass eine Therapie darauf ausgerichtet sein sollte, diese Systemeigenschaften wieder herzustellen und zu erhalten. Dabei sind eigentlich nur zwei grundlegende Punkte zu beachten:

- was in das System nicht hinein gehört, muss beseitigt werden (dies können Bakterien, Viren oder andere "Fremdenergien", wie z.b. emotionale Belastungen sein), und

- was dem System fehlt, muss ergänzt werden (dies können Futterbestandteile oder auch andere Energien, wie z.b. eine artgerechte Haltung oder Reitweise sein).

Nach einer erfolgreichen ganzheitlich-energetischen Therapie ist als Ergebnis häufig das faszinierende „Form Follows Function"-Phänomen zu beobachten.

Da Pferde Fluchttiere sind, besitzt ihr Organismus eine sehr große Regenerations- und Reparationsfähigkeit.

Nach der therapeutischen Beseitigung von Blockaden und Störeinflüssen im Energiesystem und im Stoffwechsel passt sich der Körper meist relativ schnell den neuen Gegebenheiten an, indem z.B. Schmerzen und Verkrampfungen verschwinden, mehr Muskulatur aufgebaut wird oder sich Organe, Knochen, Sehnen und Gelenke zu regenerieren beginnen.

Hierdurch ändert sich auch das äußere Erscheinungsbild des Tieres, und sogar bei älteren Pferden ist manchmal ein nachträgliches Größenwachstum des Körpers zu beobachten.

Eine ganzheitlich-energetische Tiermedizin richtet sich bei der Behandlung von chronischen Krankheiten immer nach der konventionellen Diagnose, die dann durch eine naturheilkundliche Diagnostik ergänzt wird.

Probleme, die sich nicht energetisch oder homöopathisch lösen lassen, werden zweckmäßigerweise gemeinsam mit Kolleginnen, Kollegen oder Kliniken, die eine entsprechende apparative und/oder medikamentöse Ausstattung besitzen, therapiert.

Meine Therapie geschieht auf der halbmateriellen Ebene u.a. mit homöopathischen Arzneimitteln und energetisiertem Eigenblut, die Behandlung auf der Meridianebene erfolgt hauptsächlich mit den Händen und mit einem speziellen Therapieinstrument; für die Behandlung auf der emotionalen Ebene verwende ich ein Verfahren der Mentalheilung.

Dadurch, dass die Behandlung der Tiere auf allen Ebenen der Krankheitsentstehung gleichzeitig erfolgt (Hierarchische Multi-Regulation), wird jeweils für einen maximalen und dem einzelnen Tier optimal angepassten Therapieverlauf gesorgt.

Natürlich kommt es auch bei einer ganzheitlichen Therapie vor, dass sie nicht zum gewünschten Erfolg führt, aber die Erfolgsquote ist relativ hoch.

Außerdem lässt sich mit Hilfe der energetischen Tiermedizin auch eine gute Leistungserhaltung betreiben; hierbei werden energetische und emotionale Probleme frühzeitig erkannt und beseitigt, lange bevor organische Erkrankungen auftreten („Energetisches Coaching").

Die Therapie im Detail

Für die ganzheitlich-energetische Tiermedizin kommen Verfahren zum Einsatz, die sich zum Teil seit Jahrtausenden bewährt haben.

Einige Elemente dieser Methode, bei der großer Wert auf die therapeutische Reinigung des Patienten bei gleichzeitiger Energetisierung gelegt wird, habe ich aus der traditionellen japanischen Medizin übernommen.

Auch in Europa hat das energetische Heilen eine sehr lange Tradition. Es wurde von dem berühmten Schweizer Pastor J.C. Lavater (1741 - 1801) und durch die Initiative des Markgrafen Karl-Friedrich von Baden (1738 - 1811) begründet.

Die unbedingte Notwendigkeit energetischer Verfahren für eine erfolgreiche Therapie von auch heute noch als „unheilbar" geltenden Krankheiten wurde für den Menschen bereits vor über 100 Jahren von F.E. Bilz in seinem Standardwerk „Das neue Naturheilverfahren - Lehr- und Nachschlagebuch der naturgemäßen Heilweise und Gesundheitspflege" betont.

Nach Bilz gab es Anfang des 19. Jahrhunderts eine Klinik unter der Leitung von Professor Wolfart in Berlin, in der energetische Heilweisen an Menschen praktiziert wurden.

In vielen Gutachten und Veröffentlichungen von namhaften Professoren (u.a. von C.W. Hufeland, Direktor der Charité in Berlin) wurden damals einige Grundlagen des energetischen Heilens und seine medizinischen Erfolge bestätigt.

Mit der Industrialisierung ist das Wissen um die energetischen Heilweisen in Europa dann weitgehend verloren gegangen und wird erst heute wieder entdeckt.

Als Anthropologe (Humanwissenschaftler) und Tierarzt habe ich diese alten Erkenntnisse und bewährten Methoden neu erschlossen, über viele

Jahre an Tausenden von Patienten optimiert, ergänzt und an die speziellen Erfordernisse der heutigen naturheilkundlichen Medizin angepasst.

Mit Hilfe der ganzheitlich-energetischen Therapiemethode können akute, aber auch schwerwiegende, chronische Krankheiten der Tiere oft innerhalb relativ kurzer Zeit geheilt werden.

Viele Tierkrankheiten lassen sich heute im Gegensatz zu früher mit konventionellen Behandlungsmethoden allein nicht mehr zufriedenstellend kurieren. Der Grund liegt darin, dass früher die meisten Krankheiten in materiellen Bereichen auftraten, wie z.B. Verletzungen.

Heute dagegen kommt Erkrankungen, die vorwiegend durch Veränderungen im vitalenergetischen und auch im emotionalen Bereich entstanden sind, eine immer größere Bedeutung zu.

So tritt z.B. in der letzten Zeit auch bei Pferden immer häufiger ein Morbus Sudeck, eine sog. „entgleiste Heilentzündung" im Bereich eines Gelenkes mit Konstitutions- und Überforderungsproblematik und einer starken emotionalen Ursachenkomponente, auf.

Eine große Belastung ist dabei die Entstehung von zellwandfreien Bakterienformen (z.B. von Streptokokken aus einer länger zurückliegenden Druseerkrankung), die das Immunsystem der Pferde nicht mehr ausreichend erkennen und beseitigen kann.

Somit sind heute neue ganzheitliche Behandlungsmethoden gefragt, die außerdem konventionelle Behandlungen gut ergänzen können.

Wie Menschen existieren höhere Tiere außer auf der materiellen, sichtbaren Ebene auch auf höheren, nicht sichtbaren Daseinsebenen.

Die verschiedenen Existenzebenen sind nicht streng voneinander getrennt, sondern sie überlappen sich und sind eng miteinander verflochten.

Von besonderer Bedeutung auch für die heutige ganzheitliche Tiermedizin ist die Beseitigung von emotionalen und/oder vitalenergetischen Blockaden.
Sie führen dazu, dass die Energien des Körpers nicht mehr frei fließen können. Während bestimmte Gewebe und Organe energetisch unterversorgt sind, besitzen andere Organe gleichzeitig zuviel Energie. Der freie Energiefluss ist jedoch von ausschlaggebender Bedeutung für die Gesundheit und Leistungsfähigkeit der Tiere.

Auch Pferde können an psychischen Erkrankungen leiden. Beispiele hierfür sind das Sommerekzem der Islandpferde, das energetische und emotionale Ursachen haben kann, oder chronisch-rezidivierende Koliken, die oftmals durch emotionale Überlastung verursacht werden.

Dem Bauchhirn als emotionalem Zentrum wird daher bei einer ganzheitlich-energetischen Therapie von Tierkrankheiten besondere Aufmerksamkeit gewidmet.

Durch Blockaden im Energiefluss von Pferden kann es zu lokalen Ansammlungen von Lebensenergie kommen, für die blutsaugende Tiere (Insekten und Zecken) sehr empfänglich sind. So lässt sich meist bereits an der Lokalisierung der Insektenstiche oder Zeckenbisse erkennen, welches Meridiansystem gestaut ist.

Die andauernde Verschiebung des energetischen Gleichgewichtes in Blut und Geweben führt zu einer Vermehrung krankmachender Bakterien und Pilze. Ein solcher Energiestau lässt sich natürlich durch konventionelle Maßnahmen, wie z.B. mit Hilfe von Antibiotika und Cortison, unterdrücken.

Dies hat allerdings den entscheidenden Nachteil, dass eine chronische Krankheit meist nicht geheilt wird, sondern der Stoffwechsel des Tieres insgesamt noch stärker beeinträchtigt wird. So kann durch längere Gaben von Cortison der Knochenstoffwechsel derartig stark verändert werden, dass u.a. eine sog. „Cortison-Osteoporose" entsteht.

Besser gelingt eine Therapie oftmals durch ganzheitlich-energetische Methoden, mit denen auch der Energiefluss des Tieres reguliert und eine echte Heilung erreicht werden kann.

Vor einer ganzheitlichen Behandlung müssen zunächst die eigentlichen Ursachen der Erkrankung festgestellt werden.

Die ganzheitlich-energetische Therapie reguliert anschließend die Erkrankung gleichzeitig auf allen Daseinsebenen der Tiere. Bei dieser Hierarchischen Multi-Regulation werden z.B. folgende Behandlungsarten angewandt:

emotionale Ebene	Beseitigung von energetischen und emotionalen Blockaden durch geistig-energetische Methoden, mentales Heilen oder eine Therapie mit hoch potenzierten homöopathischen Arzneimitteln

vitalenergetische Ebene	Heilung mit den Händen, Therapie mit niedrig potenzierten homöopathischen Arzneimitteln, Akupunktur
materielle Ebene	Optimierung von Haltung und Fütterung, Therapie mit isopathischen Arzneimitteln, Stimulation des Immunsystems, Therapie mit energetisch aufgeladenem Eigenblut

Bei einer geistig-energetischen Heilung werden die Energien des menschlichen Körpers zur Therapie verwendet. Dabei werden auch starke Energien aus höheren, geistigen Ebenen auf die emotionale und vitalenergetische Ebene herunter transformiert und dem Tier zugeleitet; gleichzeitig werden die durch Meridianblockaden gestauten Energien abgeleitet.

Die Heilung erfolgt zum großen Teil mit den Händen (daher stammt ursprünglich der Begriff „Behandlung"), wobei den Tieren die überschüssige, gestaute Energie genommen und die fehlende Energie ergänzt wird. Hierbei werden auch die Energiekörper des Tieres (sog. „Aura") gereinigt.

Die menschliche Handfläche enthält ein Nebenchakra, mit dem emotionale Blockaden reguliert werden können; zusätzlich enthält sie die beiden Energiemeridiane des Herzens (Herzmeridian und Pericard (Herzbeutel)-Meridian), die zur Heilung von vitalenergetischen Problemen verwendet werden können.

Das menschliche Herz ist die Verbindung zwischen den höheren, geistigen Ebenen des Menschen und den irdischen Existenzebenen der Pferde. Auch in der klassischen Akupunktur wird menschliche Lebensenergie mit der Akupunkturnadel auf das Tier übertragen, indem die Nadel vorzugsweise mit Daumen und Mittelfinger gehalten wird.

Allerdings lehrt die Erfahrung, dass die direkte Energetisierung des Tieres mit der Hand viel schneller erfolgt als mit der Akupunktur.

Als Fluchttiere können Pferde Schmerzen, emotionale Blockaden und körperliche Beeinträchtigungen psychisch „abschalten".
Als Folge entstehen häufig wiederum psychische Blockaden und Verhaltensänderungen, die eine Gesundung auf der vitalenergetischen und körperlichen Ebene verhindern. Wird ein Pferd schwer misshandelt, kann es seine Psyche im Extremfall sogar vollständig abriegeln („Autismus"); es ist dann für äußerliche Einwirkungen durch den Menschen kaum noch erreichbar.

Mit Hilfe von Naturheilverfahren lassen sich die materielle, vitalenergetische und emotionale Ebene gut regulieren. Diese Methoden ermöglichen es außerdem, die durch ungelöste und verdrängte Konflikte abgeschalteten Teile des Gehirns wieder zu reaktivieren und zu reinigen, so dass auch in diesem Organ wieder ein ungestörter Energiefluss möglich wird.

Die ganzheitlich-energetische Tiermedizin eignet sich aus diesem Grund auch hervorragend zur Psychotherapie bei Tieren.

Natürlich lässt sich mit Hilfe der energetischen Tiermedizin auch eine Erhaltung der Leistung betreiben (sog. „energetisches Coaching"); hierbei können energetische und emotionale Probleme frühzeitig erkannt und beseitigt werden, lange bevor organische Erkrankungen auftreten.

Energetisches Coaching für Hochleistungspferde

Beim Energetischen Coaching werden im Prinzip die gleichen Maßnahmen durchgeführt wie in der ganzheitlich-energetischen Therapie von Krankheiten.

Diese Methode kann nicht nur an Tieren, sondern analog auch insbesondere an hoch leistenden oder alten Menschen angewandt werden. Dabei sind dann selbstverständlich auch ihre höheren Existenzebenen einzubeziehen.

Das Ziel des Energetischen Coachings in der Pferdemedizin ist nicht primär die Beseitigung von Krankheiten, sondern vielmehr die Optimierung und Erhaltung einer optimalen Leitungsfähigkeit gesunder Pferde im Sinne einer ganzheitlichen Präventivmedizin. Da hierbei der Gesamtorganismus der Pferde gestärkt werden kann, kann naturgemäß auch ihre Anfälligkeit gegenüber Krankheiten stark vermindert werden.

Somit gestattet diese Methode eine optimale Leistungsfähigkeit bis ins hohe Alter.

Selbstverständlich werden beim Energetischen Coaching keine Dopingmittel eingesetzt, sondern es wird das Energiesystem der Pferde ganzheitlich gereinigt, optimiert und stabilisiert.

Dabei hat es sich als zweckmäßig erwiesen, dass die Tiere zumindest während der Turnier- oder Decksaison anfangs in einem 3-wöchigen Rhythmus in ihrem gewohnten Umfeld betreut werden.

Nach der energetischen Stabilisierung können die Coaching-Intervalle später nach Bedarf verlängert werden.

Die folgende Tabelle nach dem „Handbuch Pferdepraxis" zeigt die Leistungsbereiche beim gesunden Pferd. Die normale Leistungsbereitschaft umfasst ca. 40%, weitere 20% können durch Training mobilisiert werden.

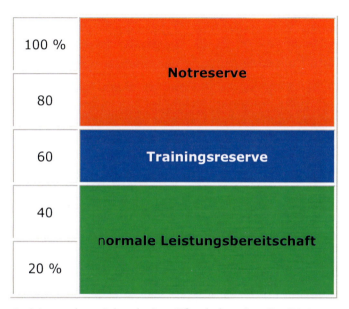

Leistungsbereiche beim Pferd (nach: O. Dietz u. B. Huskamp: Handbuch Pferdepraxis. Enke, 1999)

Dies bedeutet, dass lediglich 60% der Leistung eines Pferdes genutzt und optimiert werden können; die restlichen 40% stellen eine Notreserve dar und sind für Eingriffe von außen tabu, weil das Tier die Reserve z.B. in lebensbedrohenden Situationen oder bei Krankheit benötigt. Teile der

Notreserve werden beim Doping genutzt, was längerfristig natürlich zu gesundheitlichen Schäden des Pferdes bis hin zum Tod führen kann.

Das Hauptproblem unserer heutigen Hochleistungspferde liegt darin, dass sie sehr hoch auf Leistung gezüchtet sind und z.T. sehr anfällig auf Störeinflüsse reagieren.

Bereits relativ kleine, normalerweise unbedeutende energetische oder emotionale Störfelder z.B. durch eine Verletzung oder durch einen Infekt können den Energiestoffwechsel blockieren und damit die volle Nutzung der Leistung verhindern.

Daher können die Pferde z.B. nach Verletzungen mit Hilfe des energetischen Coachings normalerweise relativ schnell wieder ins Training genommen werden.

Unter den Bedingungen des andauernden Energiestaus entstehen im Organismus zellwandfreie Formen zunächst von Bakterien und später auch von Pilzen.

Pathogene zellwandfreie Formen kann das Immunsystem der Tiere jedoch nicht mehr ausreichend erkennen und beseitigen. Diese Formen können dann den Energiestoffwechsel zusätzlich belasten, und sie können über das Zytoplasma der Zellen vor allem durch die Mutterstuten und z. T. auch durch das Sperma der Hengste auf die nachfolgenden Generationen übertragen werden.

Pathogene zellwandfreie Bakterien stellen deshalb auch für das Fohlen und die nachfolgenden Generationen eine große Belastung dar und können natürlich ihr Leistungsvermögen reduzieren.

Spätfolgen dieser Belastung sind häufig degenerative Erkrankungen vor allem des Bewegungsapparates (z.b. Arthrose oder Kissing Spines), der Lunge (z.b. Brüchigkeit der Blutgefäße mit „Lungenbluten" oder COPD), des Genitale (z.b. Fruchtbarkeitsstörungen) und des Darmes (z.b. „Leaky-Gut-Syndrom", der durchlässige Darm, mit Parasitenanfälligkeit oder rezidivierenden Koliken).

Es ist sehr sinnvoll, außer dem Fohlen auch Deckhengste und Mutterstuten möglichst vor der Bedeckung ganzheitlich-energetisch zu behandeln. Dabei können neben einer Stabilisierung des Energiesystems auch pathogene zellwandfreie Bakterienformen aus dem Körper ausgeleitet werden.

Das Ziel ist hierbei eine Optimierung der Fruchtbarkeit und des Trächtigkeitsverlaufes sowie eine Stabilisierung der Fohlengesundheit.

Vitalenergetische Aspekte des Alterns
Über das „Geheimnis" eines langen Lebens

Problematik

Wie Frank Schirrmacher in seinem Buch „Das Methusalem-Komplott", Blessing-Verlag, 2004, sehr eindringlich darlegt, wird sich unsere Gesellschaft bereits in den nächsten Jahren in eine Gesellschaft der Alten zu verwandeln beginnen.

Diese Tatsache hat ihre Ursache vor allem darin, dass die Geburtenrate sinkt, während die Lebenserwartung der Menschen gleichzeitig ansteigt.

Hieraus ergeben sich völlig neue Herausforderungen, die es in der bekannten Geschichte der Menschheit in dieser drastischen Form noch niemals gegeben hat.

Da in den Familien häufig keine Kinder mehr da sein werden, die für die Alten sorgen, müssen diese vor allem lernen, ihr Leben auch im späteren Abschnitt mit vollem Bewusstsein selbstständig und selbstverantwortlich zu gestalten.

Das Ziel ist die Wahrung einer optimalen Geisteskraft, Gesundheit und Lebensqualität bis ins hohe Alter. Der Mensch erreicht besonders im Hinblick auf seine geistigen Fähigkeiten erst im letzten Lebensabschnitt seine vollständige Reife.

In diesem Zusammenhang wird die Gesellschaft auch ihre Sichtweise von Leben und Sterben relativieren müssen.

Wir benötigen dringend eine gesellschaftlich akzeptierte Kultur des Sterbens, in der die Menschen bei der Beendigung dieses Lebens liebevoll begleitet werden.

Erst wenn sie erkennen, dass mit dem Tod die Existenz des eigenen Ich nicht ausgelöscht wird, können die Menschen auch die Verantwortung für ihren letzten Lebensabschnitt selbst übernehmen.

Übrigens macht es sehr viel Spaß, die schier unglaublichen Eigenschaften und Fähigkeiten des menschlichen Körpers kennen zu lernen und mit ihnen auch und erst recht im Alter zu spielen und zu arbeiten.

Vitalenergie und Lebensalter

Beginnend mit der Zeugung steigt das menschliche Ich aus der geistigen Ebene bis in die materielle Ebene herab, mit dem Sterben zieht es sich dann wieder aus den irdischen Ebenen zurück. In der Zwischenzeit, die wir das Leben nennen, schwingt das Ich idealerweise dauernd zwischen der geistigen und der materiellen Ebene hin und her.

Dies bedeutet, dass die menschliche Existenz mit dem Tod nicht ausgelöscht wird (s.a. den Artikel "Quantenphysik: Die Seele existiert auch nach dem Tod" in DIE WELT vom 25. April 2008).

Der Schlaf und die Träume sind sehr wichtig (der Schlaf wird auch „der kleine Tod" genannt), weil in ihnen eine Harmonisierung der Energien der verschiedenen Existenzebenen erreicht werden kann.

Geburt und normales Sterben sind also keine plötzlichen Vorgänge, sondern vollziehen sich vielmehr allmählich.

Demzufolge liegt der vitalenergetische Schwerpunkt in den jungen Lebensjahren im unteren Körperbereich.

In diesen Jahren sind der Geschlechtstrieb und die Muskelkräfte normalerweise stark ausgeprägt.

Im Alter wandelt sich dann die Situation, indem der vitalenergetische Schwerpunkt in den oberen Körperbereich verlagert wird. In diesem Lebensabschnitt lassen normalerweise Sexualität und Muskelkräfte nach, und das Gehirn mit seinen geistigen Fähigkeiten beginnt an Stärke zuzunehmen.

So zeigte denn auch eine US-amerikanische Untersuchung, dass sich das Sprachzentrum ab dem 25. Lebensjahr von der einen Gehirnhälfte zusätzlich in die andere ausdehnt (Apotheken-Umschau 7/2004).

Die mit dem Alter gereifte Persönlichkeit wird in anderen Kulturen z.B. Asiens, Afrikas oder der Indianer viel stärker gewürdigt als bei uns; dort werden die Alten vor allem wegen ihrer geistigen Fähigkeiten hoch geschätzt und verehrt.

Im Gegensatz dazu bereiten sich in unserer Gesellschaft viele ältere Menschen mit Eintritt in das Rentenalter bereits auf das Sterben vor. Ihr Dasein wird oftmals kläglich im wahrsten Sinn des Wortes. Dabei treten sie doch eigentlich erst jetzt in eine Reifungsphase des Lebens ein, in der sie ihre geistigen Fähigkeiten voll zur Entfaltung und Geltung bringen können.

In diesen Zusammenhängen liegt sicherlich der größte Unterschied zwischen den Menschen und den Tieren.

Als irdische Wesen haben Tiere hauptsächlich das Bestreben, einfach zu sein und sich fortzupflanzen; die geistige Reifung hat bei Ihnen zur Zeit noch eine untergeordnete Bedeutung.

Eine Vernachlässigung des Gesetzes der geistigen Reifung hat auch gravierende ökonomische Nachteile für die menschliche Gesellschaft, weil ihr Hauptpotential, nämlich ihre geistigen Fähigkeiten, weitgehend ungenutzt brach liegen und nicht für das Gemeinwohl genutzt werden.

Als Folge wird unsere Gesellschaft zunehmend „kopflos" und unfähig, richtige Entscheidungen zu treffen.

Der Grund für diese Misere liegt hauptsächlich darin, dass unsere Gesellschaft gegenwärtig in einem starken Wandel mit einem „Abstieg" in die materielle Welt begriffen ist. Dies betrifft sowohl die Bereiche des täglichen Lebens als auch die Medizin, die Naturwissenschaften und die Technik.

Durch die Errungenschaften der modernen Technik und Medizin bestehen heute viele Möglichkeiten, von denen vor einigen Jahrzehnten nur Autoren von Zukunftsromanen zu träumen wagten.

Die Nutzung dieser gewaltigen technischen Möglichkeiten wird jedoch vielfach mit einer Vernachlässigung der geistigen und emotionalen Entwicklung der Menschheit erkauft, und es ist zu erwarten, dass viele Menschen bei einem noch stärkeren Abstieg in die materielle Welt ihre spirituellen Fähigkeiten sogar weitgehend verlieren werden.

Hierdurch schneiden sie sich zum Teil gleichzeitig von ihrer geistigen und vitalenergetischen Quelle ab.

Bereits heute kann beobachtet werden, dass viele Menschen völlig „ausgebrannt" sind, d.h. nicht mehr genügend Vitalenergie besitzen, um ihrer normalen Beschäftigung nachzugehen. Dieses Problem betrifft insbesondere auch viele Ärzte, Heilpraktiker und Pflegekräfte.

Die meisten chronischen Krankheiten beruhen auf einer mangelhaften Verarbeitung von Vitalenergie innerhalb des Körpers. Hierdurch staut sich die Energie im Blut, und die Gewebe geraten in einen energetischen Hungerzustand.

Dieser Zustand, den Prof. Enderlein als „Stausucht" (Endobiose) bezeichnete, hat auch direkte Auswirkungen auf die mikrobielle Symbiose innerhalb der Zellen des kranken Organismus.

Im dunkelfeldmikroskopischen Bild des frisch entnommenen Blutes lassen sich diese Vorgänge leicht verfolgen.

Alte, kranke und schwache Menschen versuchen deshalb häufig, Vitalenergie von anderen Menschen und hier besonders von ihren Therapeuten zu stehlen („Energophagie").

In diesen Fällen kann Vitalenergie jedoch mit Hilfe einer geistig-energetischen Heilung übertragen bzw. wieder zum Besitzer zurückgeführt werden, so dass die „Batterien" von Patienten und Therapeuten schnell wieder aufgeladen werden. Gleichzeitig werden energetische und emotionale Blockaden beseitigt.

Diese Methode als Bestandteil des „energetischen Coachings" kann nicht nur das energetische System regulieren, sondern auch eine medizinische Behandlung sehr wirkungsvoll unterstützen und ergänzen.

Lebensdauer und vorbeugende Regulationsmöglichkeiten

Altern bedeutet keineswegs zwangsläufig auch Krankheit, Schwäche und Siechtum.

Es ist gut möglich, den späten Lebensabschnitt gesund und vital zu erreichen. Dies gelingt jedoch nur, wenn bereits in den früheren Jahren hierfür die entsprechende Basis vorbereitet wurde. Daher ist es wichtig, sich frühzeitig auf das spätere Leben, auf die Reife, vorzubereiten.

Über die maximal mögliche Lebensdauer gibt es sehr unterschiedliche Angaben. Sie lauten zwischen ca. 120 (moderne Naturwissenschaft), viele 100 (Bibel) oder mehrere 1000 Jahre (B. Spalding: Leben und Lehre der Meister im fernen Osten. Bd. I-III, Kommissionsverlag Jaques Bollmann, Zürich, 1. Auflage um 1900).

Die Kunst des „gesunden Alterns" besteht heute hauptsächlich darin, die genetisch vorprogrammierten Zellveränderungen in diesem Lebensabschnitt so lange und so effektiv wie möglich zu kompensieren.

In der traditionellen chinesischen Medizin gilt das sog. „Nieren-Chi" als Lebensbatterie, die dem Menschen mit der Geburt in das Leben mitgegeben wird, als begrenzender Faktor für die Lebensdauer. Ist diese Batterie leer, muss der Mensch nach der TCM sterben.

Diese Sichtweise wäre wahrscheinlich richtig, wenn Menschen nicht das wunderbare Organ des Quantenhirns besäßen.

Wie beschrieben, ist es in der Lage, Energien zu lenken und auch zu transformieren. Das trainierte Gehirn gibt uns die Möglichkeit, Vitalenergie aus der Umgebung direkt aufzunehmen, zu transformieren und ihren Fluss innerhalb und außerhalb des Körpers zu lenken. So könnte die Lebensbatterie theoretisch mit Hilfe eines vollständig entwickelten Gehirns jederzeit wieder aufgeladen werden.

Zwar sind die meisten Menschen von dieser Fähigkeit noch weit entfernt, es gibt jedoch bereits heute Ansätze des „geistigen Heilens", die solche Möglichkeiten bieten (siehe hierzu auch das auf S. 45 erwähnte Buch von H. Wiesendanger).

Außer durch die Genetik der Körperzellen, die nur zu ca. 25% an den Alterungsprozessen beteiligt und mit den heutigen Mitteln kaum zu beeinflussen ist, entstehen gesundheitliche Probleme beim alternden Menschen unmittelbar nur durch Blockaden auf der vitalenergetischen Ebene (Gefühle und Gedanken altern nicht).

So wird auch bereits im Jahrtausende alten Hauptwerk der tibetischen Medizin „Gyü-shi" [das Wissen vom Heilen bzw. die Lehre von der Lebensenergie], dem Buch der vier Tantras der Medizin, der Vitalenergie bei der Entstehung von chronischen Krankheiten, wie z.B. dem Krebs, eine grundlegende Bedeutung beigemessen.

Durch energetische Blockaden auf den höheren Daseinsebenen kommen in der heutigen Zeit jedoch meist zusätzliche, starke Krankheitsfaktoren hinzu, deren Regulation weitaus schwieriger ist als eine vitalenergetische Regulation allein.

Die wesentlichen Aspekte der vorbeugenden Regulation der Gesundheit bis ins hohe Alter entsprechen weitgehend den Vorstellungen und Erfahrungen des Pfarrers Sebastian Kneipp (1821 - 1897), erweitert und angepasst an die modernen Lebensverhältnisse:

- geistige, mentale und emotionale Hygiene: Kneipp sagte: *„Erst als ich daran ging, Ordnung in die Seelen meiner Patienten zu bringen, hatte ich vollen Erfolg"*

- ausreichend Bewegung; Nutzung des hohen vitalenergetischen Potentials des Wassers in Form von Kneipp'schen Anwendungen; Verwendung eines energetisch hochwertigen Trinkwassers; der alternde Mensch sollte in sonnigen Gefilden am Wasser wohnen

- Schonung der vitalenenergetischen Lebensbatterie durch sexuelle Enthaltsamkeit: hierauf beruht der Zölibat der römisch-katholischen Kirche; die Chinesen empfehlen insbesondere Männern, sich zur Erhaltung der optimalen Gesundheit nicht häufiger als 1x pro Monat sexuell zu betätigen

- Optimierung der Ernährung bei gleichzeitiger Entlastung des Darmes: einfache, unverfälschte, kräuterhaltige, mediterran orientierte, vorwiegend vegetarische Kost ohne Kuhmilch, Hühnereier und Schweinefleisch, weil diese Nahrungsmittel u.a. auf Grund ihres hohen Arachidonsäuregehaltes den Stoffwechsel stark belasten können

- Genussgifte, wie Alkohol und Tabakrauch: nicht oder nur in kleinen Mengen

- Energetisches Coaching: Beseitigung von energetischen Blockaden sowie Energetisierung u.a. durch regelmäßige Anwendung des „geistigen Heilens"

Diese Maßnahmen gelten selbstverständlich nicht nur für den alternden Menschen, sondern können und sollten altersgerecht angepasst in jedem Lebensalter zur Erhaltung einer optimalen Leistungsfähigkeit durchgeführt und angewandt werden.

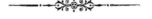

"Meine Herren, als Physiker, der sein ganzes Leben der nüchternen Wissenschaft, der Erforschung der Materie widmete, bin ich sicher von dem Verdacht frei, für einen Schwarmgeist gehalten zu werden.

Und so sage ich nach meinen Erforschungen des Atoms dieses: Es gibt keine Materie an sich.

Alle Materie entsteht und besteht nur durch eine Kraft, welche die Atomteilchen in Schwingung bringt und sie zum winzigsten Sonnensystem des Alls zusammenhält.

Da es im ganzen Weltall aber weder eine intelligente Kraft noch eine ewige Kraft gibt - es ist der Menschheit nicht gelungen, das heißersehnte Perpetuum mobile zu erfinden - so müssen wir hinter dieser Kraft einen bewußten intelligenten Geist annehmen. Dieser Geist ist der Urgrund aller Materie.

Nicht die sichtbare, aber vergängliche Materie ist das Reale, Wahre, Wirkliche - denn die Materie bestünde ohne den Geist überhaupt nicht -, sondern der unsichtbare, unsterbliche Geist ist das Wahre!

Da es aber Geist an sich ebenfalls nicht geben kann, sondern jeder Geist einem Wesen zugehört, müssen wir zwingend Geistwesen annehmen. Da aber auch Geistwesen nicht aus sich selber sein können, sondern geschaffen werden müssen, so scheue ich mich nicht, diesen geheimnisvollen Schöpfer ebenso zu benennen, wie ihn alle Kulturvölker der Erde früherer Jahrtausende genannt haben: Gott!

Damit kommt der Physiker, der sich mit der Materie zu befassen hat, vom Reiche des Stoffes in das Reich des Geistes.

Und damit ist unsere Aufgabe zu Ende, und wir müssen unser Forschen weitergeben in die Hände der Philosophie."

Max Planck, 1858 – 1947
deutscher Physiker, Nobelpreis für Physik 1918

(Quelle: Archiv zur Geschichte der Max-Planck-Gesellschaft,
Abt. Va, Rep. 11 Planck, Nr. 1797)

Abdruck mit freundlicher Genehmigung des Archivs zur Geschichte der Max-Planck-Gesellschaft, Berlin-Dahlem